GESTAÇÃO CONSCIENTE

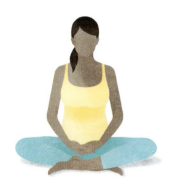

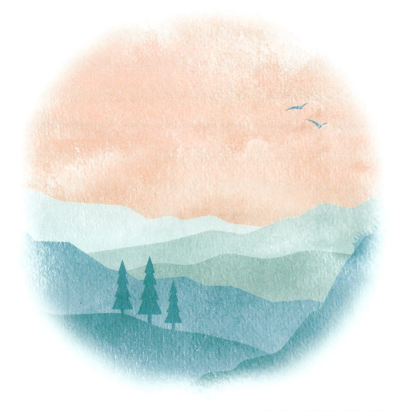

A Medicina é uma área do conhecimento em constante evolução. Os protocolos de segurança devem ser seguidos, porém novas pesquisas e testes clínicos podem merecer análises e revisões, inclusive de regulação, normas técnicas e regras do órgão de classe, como códigos de ética, aplicáveis à matéria. Alterações em tratamentos medicamentosos ou decorrentes de procedimentos tornam-se necessárias e adequadas. Os leitores, profissionais da saúde que se sirvam desta obra como apoio ao conhecimento, são aconselhados a conferir as informações fornecidas pelo fabricante de cada medicamento a ser administrado, verificando as condições clínicas e de saúde do paciente, dose recomendada, o modo e a duração da administração, bem como as contraindicações e os efeitos adversos. Da mesma forma, são aconselhados a verificar também as informações fornecidas sobre a utilização de equipamentos médicos e/ou a interpretação de seus resultados em respectivos manuais do fabricante. É responsabilidade do médico, com base na sua experiência e na avaliação clínica do paciente e de suas condições de saúde e de eventuais comorbidades, determinar as dosagens e o melhor tratamento aplicável a cada situação. As linhas de pesquisa ou de argumentação do autor, assim como suas opiniões, não são necessariamente as da Editora.

Esta obra serve apenas de apoio complementar a estudantes e à prática médica, mas não substitui a avaliação clínica e de saúde de pacientes, sendo do leitor – estudante ou profissional da saúde – a responsabilidade pelo uso da obra como instrumento complementar à sua experiência e ao seu conhecimento próprio e individual.

Do mesmo modo, foram empregados todos os esforços para garantir a proteção dos direitos de autor envolvidos na obra, inclusive quanto às obras de terceiros e imagens e ilustrações aqui reproduzidas. Caso algum autor se sinta prejudicado, favor entrar em contato com a Editora.

Finalmente, cabe orientar o leitor que a citação de passagens desta obra com o objetivo de debate ou exemplificação ou ainda a reprodução de pequenos trechos desta obra para uso privado, sem intuito comercial e desde que não prejudique a normal exploração da obra, são, por um lado, permitidas pela Lei de Direitos Autorais, art. 46, incisos II e III. Por outro, a mesma Lei de Direitos Autorais, no art. 29, incisos I, VI e VII, proíbe a reprodução parcial ou integral desta obra, sem prévia autorização, para uso coletivo, bem como o compartilhamento indiscriminado de cópias não autorizadas, inclusive em grupos de grande audiência em redes sociais e aplicativos de mensagens instantâneas. Essa prática prejudica a normal exploração da obra pelo seu autor, ameaçando a edição técnica e universitária de livros científicos e didáticos e a produção de novas obras de qualquer autor.

GESTAÇÃO CONSCIENTE

PASSO A PASSO

MEDITAÇÃO • YOGA • HIPNOPARTO • REMÉDIOS NATURAIS • NUTRIÇÃO

TRIMESTRE A TRIMESTRE

TRACY DONEGAN
FUNDADORA DO GENTLEBIRTH

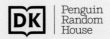

Título original em inglês: *Mindful Pregnancy – meditation, yoga, hypnobirthing, natural remedies, nutrition, trimester by trimester*
Copyright © 2020 Dorling Kindersley Limited
A Penguin Random House Company. Todos os direitos reservados.

Produção editorial: Retroflexo Serviços Editoriais
Tradução: Maiza Ritomy Ide
        Fisioterapeuta pela Universidade Estadual de Londrina (UEL)
        Mestre em Ciências pela Faculdade de Medicina da Universidade de São Paulo (FMUSP)
        Doutora em Reumatologia pela FMUSP
        Pós-doutora em Reumatologia pela Universidad de Cantabria (Espanha)
Revisão de tradução e revisão de prova: Depto. editorial da Editora Manole
Diagramação: Elisabete Miyuki Fucuda
Ilustrações: Keith Hagan
Fotografias: Tara Fisher
Adaptação da capa para a edição brasileira: Depto. de arte da Editora Manole

CIP-BRASIL. CATALOGAÇÃO NA PUBLICAÇÃO
SINDICATO NACIONAL DOS EDITORES DE LIVROS, RJ

D734g

    Donegan, Tracy
    Gestação consciente : meditação – yoga – hipnoparto – remédios naturais – nutrição – trimestre a trimestre / Tracy Donegan ; [tradução Maiza Ritomy Ide]. - 1. ed. - Santana de Parnaíba [SP] : Manole, 2024.

    Tradução de: Mindful pregnancy : meditation, yoga, hypnobirthing, natural remedies, nutrition, trimester by trimester
    ISBN 9788520465530

    1. Gravidez. 2. Uso terapêutico da meditação. 3. Meditação uso em terapia. I. Ide, Maiza Ritomy. II. Título.

23-86888   CDD: 618.2
                                        CDU: 618.2:2-583

Gabriela Faray Ferreira Lopes - Bibliotecária - CRB-7/6643

Todos os direitos reservados.
Nenhuma parte deste livro poderá ser reproduzida, por qualquer processo, sem a permissão expressa dos editores.
É proibida a reprodução por fotocópia.

A Editora Manole é filiada à ABDR – Associação Brasileira de Direitos Reprográficos.

1ª edição brasileira – 2024

Direitos em língua portuguesa adquiridos pela:
Editora Manole Ltda.
Alameda América, 876
Tamboré – Santana de Parnaíba – SP – Brasil
CEP: 06543-315
Fone: (11) 4196-6000
www.manole.com.br | https://atendimento.manole.com.br/

Impresso no Brasil
Printed in Brazil

Sumário

Prefácio 6

Capítulo 1: Gestação consciente 8
O que é uma gestação consciente? 10
A mente gestante 12
Meditação 14
Respiração consciente 16
Yoga na gestação 18
Remédios naturais 20
Nutrição 24
Hipnoparto 30

Capítulo 2: O primeiro trimestre 34

Capítulo 3: O segundo trimestre 76

Capítulo 4: O terceiro trimestre 116

Capítulo 5: O trabalho de parto e o parto 158

Capítulo 6: Você e o bebê 190

Referências bibliográficas 218
Índice remissivo 220
Sobre a autora e Agradecimentos 224

Prefácio

A gestação nos apresenta a oportunidade de nos "voltarmos" ao nosso corpo de uma maneira que muitas de nós não fazíamos desde que éramos crianças sem preocupações. A atenção plena (mindfulness) *vai um passo além e nos convida a realmente nos sentirmos em casa no panorama de mudança do nosso corpo e da nossa mente, com aceitação e apreciação por essa experiência incrível.*

Como uma nova mãe, a pressão para ser perfeita e parecer que já sabe tudo pode tornar a transição para a maternidade mais difícil. A atenção plena tem o potencial de mudar nossa relação com nossos pensamentos, nossas emoções e com o mundo. Não é uma varinha mágica, mas nos possibilita alguma graça e espaço para abordar nosso mundo interior e exterior com uma atitude generosa de curiosidade, bondade e cuidado. Começamos a nos ver como dignas de tanta bondade e gentileza conforme nos dedicamos ao nosso bebê recém-nascido.

A vida parece estar ficando mais cheia de tarefas e mais estressante, mas muitas vezes ainda há uma expectativa velada de que as futuras mamães deveriam simplesmente seguir a vida enquanto fazem o trabalho mais inspirador que se pode imaginar – desenvolver um ser humano! Muitas de vocês que estão lendo este livro têm empregos de tempo integral, estudam, têm família ou cuidam de pais idosos. Desacelerar não parece ser uma opção. Este livro a convida a fazer uma pausa e se envolver em sua gestação de um modo que inicialmente pode parecer estranho, mas que pode mudar a maneira como você vivencia sua gestação, tanto física como emocionalmente.

Meu objetivo é oferecer a você uma prática de atenção plena "da vida real" e explorar o conceito de consciência amável (*kindfulness* – uma combinação de atenção plena e autocompaixão). Como mães, tendemos a colocar nossas próprias necessidades em último lugar, mas, como diz o ditado: "Não é possível servir-se de um copo vazio". Os exercícios deste livro não são outra coisa a acrescentar à sua já longa lista de afazeres, mas uma prática que você pode incorporar à sua vida cotidiana atual. Com a

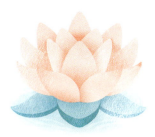

avalanche de informações e conselhos vindos de todas as direções, quero ajudá-la a encontrar um pouco mais de espaço mental, um pouco mais de espaço no coração e uma substancial redução no estresse para que você possa se concentrar no que realmente importa. Pense na atenção plena como uma jangada que a ajudará a se sentir mais estável e centrada nos agitados mares da mudança.

Sua prática de atenção plena a ajudará a permanecer mais calma e mais focada no trabalho de parto, à medida que você emprega a respiração e o movimento conscientes, além de um senso de aceitação de sua experiência conforme ela se desenvolve. Ouço frequentemente das minhas colegas parteiras (enfermeiras obstetras) que muitas mães que adotaram a prática consciente do GentleBirth não mostraram alguns dos sinais habitualmente vistos no trabalho de parto, como medo e dor excessiva. A atenção calma, focada e consciente no trabalho de parto muitas vezes resulta em esforços de expulsão mais eficientes; as parteiras frequentemente se surpreendem com a velocidade do progresso.

Aplique os conselhos nutricionais, os exercícios e os remédios naturais descritos neste livro durante toda a gestação, seguindo a abordagem trimestre a trimestre para escolher o que é melhor para você conforme a gestação avança. Pratique as sequências de yoga para promover calma, força e flexibilidade a cada trimestre, pois elas são adaptadas para se adequarem às mudanças do seu corpo e para prepará-la, tanto mental como fisicamente, para o parto.

Os benefícios da atenção plena são cumulativos. A adoção das práticas que mais ressoam em você vai ajudá-la a ter a gestação mais saudável e agradável possível, um parto mais positivo e fortalecido, bem como o estado de espírito para abraçar seu novo papel como mãe. "Tudo está bem."

Tracy Donegan

GESTAÇÃO CONSCIENTE

A gestação é um período de mudanças e crescimento complexos, mas algumas das mudanças mais profundas não podem ser vistas externamente. Embora seu mundo interior de emoções mude constantemente, abordar a gestação de uma maneira consciente irá beneficiar tanto você como o bebê, conforme seus pensamentos e emoções florescem com mais facilidade e menos ansiedade.

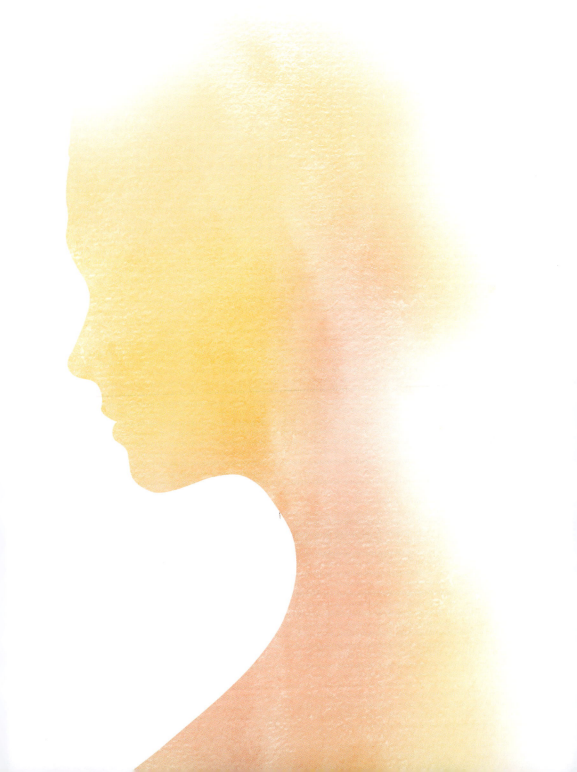

INTRODUÇÃO
O que é uma gestação consciente?

A atenção plena (mindfulness) irá alimentá-la e nutri-la conforme você aprende a prestar atenção à experiência atual. Possibilitará que se conecte totalmente com seu coração, mente, corpo e bebê na incrível jornada da gestação.

Ter uma abordagem consciente da gestação significa aprender como estar presente – no momento em que ela se desenvolve. Você está treinando a mente para se livrar de quaisquer preocupações ou pensamentos negativos que vão e vêm, para que possa aproveitar a gestação com o mínimo de estresse. Também pode ajudá-la a aceitar melhor seus sentimentos acerca da gestação e do parto, especialmente se não estiver gostando de algumas partes da gestação tanto quanto achava que "deveria".

Enquanto presta mais atenção em atividades diárias simples, como tomar banho *(ver p. 60)* ou comer *(ver p. 84)*, sua mente se preocupará menos com eventos futuros; também não ficará remoendo más decisões do passado.

A atenção plena tem tudo a ver com foco – e onde você coloca esse foco terá uma influência profunda no quanto aproveita esse momento da vida. O foco é como um músculo que vai sendo fortalecido: quanto mais você pratica a atenção plena, mais fácil se adaptará à intensidade das emoções que acompanham as mudanças envolvidas em se tornar uma nova mãe.

Todas as práticas deste livro apoiam o bem-estar físico e emocional durante a gestação e enquanto você se adapta à maternidade. Com a prática diária, uma abordagem consciente da gestação pode mudar vidas. Que momento seria melhor para se sentir calma, confiante e no controle do que enquanto se prepara para conhecer seu bebê?

UMA ESTRUTURA DE ATENÇÃO PLENA À GESTAÇÃO

Essas "colunas" da atenção plena interconectadas podem transformar sua gestação enquanto você cuida de seus pensamentos e sentimentos. Em cada momento específico, você pode descobrir que é atraída para colunas diferentes.

Mente de iniciante	Gratidão	Aceitação
Olhe para o mundo como se esta fosse a primeira vez que você ouve, vê ou sente algo – assim como seu bebê experimenta a vida pela primeira vez.	Quando você agradece por todas as coisas boas da gestação, descobrirá que é difícil ficar de mau humor e sentir-se grata ao mesmo tempo.	Memorize estas quatro palavras: "Isso também vai passar". Se tudo muda constantemente, é mais fácil tolerar uma fase ruim.
Deixe para lá	**Paciência**	**Confiança**
Observe seu julgamento de uma maneira descontraída e com uma atitude curiosa; e deixe de lado as expectativas irrealistas que tem de si mesma e dos outros.	A parentalidade requer paciência ilimitada – consigo e com o bebê; por isso, reserve tempo e graça para apreciar seus sentimentos.	Confie no seu "instinto" quando se trata da gestação. Pratique os exercícios deste livro para ajudá-la a apreciar seus instintos naturais.

"Mantenha uma política do tipo 'portas abertas' para todos os seus sentimentos durante a gestação."

A mente gestante

Você pode muito bem ter experimentado sintomas causados pelo "cérebro do bebê", como colocar as chaves do carro na geladeira. Durante a gestação, ocorrem mudanças profundas em seu cérebro, já que partes dele são remodeladas para a maternidade.

Não é nenhum segredo que os hormônios influenciam o funcionamento do cérebro durante a gestação. Partes do cérebro se tornam mais "plásticas" para que você se relacione e responda instintivamente ao bebê recém-nascido. No entanto, quando você se concentra em pensamentos e emoções positivas curativas, a abordagem consciente pode mudar seu cérebro de muitas maneiras positivas. Igualmente importante é o fato de que seu estado emocional também pode moldar o cérebro do bebê.

Uma abordagem consciente da gestação estimula você a ser simplesmente uma observadora de seus pensamentos dispersos, para que o bebê se deleite com os "hormônios da felicidade" e você reaja de maneira mais equilibrada às imprevisibilidades da gestação.

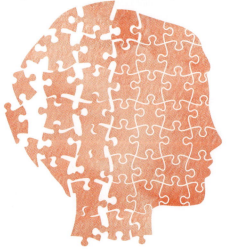

PRÁTICAS SIMPLES DE ATENÇÃO PLENA PARA A GESTAÇÃO

Siga estas dicas simples de atenção plena todos os dias para se sentir mais calma, mais focada, mais relaxada e menos estressada durante a gestação e a maternidade.

Seja grata
Assim que você acordar e antes que seu cérebro comece a se preocupar, reserve um momento para ser grata a alguém ou algo em sua vida.

Escove os dentes com atenção
Preste atenção em como seu corpo se sente: como a mandíbula se move e qual é o sabor do creme dental.

Assuma suas emoções
Não classifique sentimentos ou pensamentos em "bons" ou "ruins". Reconheça a presença deles e deixe que simplesmente passem.

Coma com atenção
Coma devagar, saboreie bem a comida e inspire seu aroma, desfrutando da refeição com atenção. *Ver também pp. 24 e 84.*

Preste atenção à sua respiração
Enquanto vai de um lugar a outro ou ao fazer compras, concentre-se na respiração. É profunda ou superficial? *Ver também p. 16.*

Desacelere
Repare no que está ao seu redor. Faça uma caminhada consciente (*ver p. 64*) e observe as árvores, o canto dos pássaros e a temperatura do ar.

Redirecione o foco
Caso se sinta ansiosa, simplesmente redirecione o foco da cabeça para o corpo, focando os pés.

Conecte-se com o bebê
Imagine-se segurando o bebê, contando os dedinhos do pé, vendo seus primeiros passos e ouvindo suas primeiras palavras.

Seja sua melhor amiga
Fale consigo mesma com gentileza e trate seu corpo grávido com delicadeza. Você está desenvolvendo um ser humano – que incrível é isso!

Meditação

A prática cuidadosa da meditação irá apoiá-la durante a gestação. Mesmo meditações curtas promovem positividade e estabilidade emocional, além de terem um efeito calmante sobre o corpo e o bebê.

Como humanos, temos o que é conhecido como cérebro de "macaco" ou de "cachorrinho". Ele salta de pensamento em pensamento, de emoção em emoção, tem um período de atenção muito curto e fica preso no drama de nossa experiência interior.

A meditação ajuda a treinar a mente para uma gestação e um parto mais agradáveis e menos estressantes. Isso não transforma você magicamente em uma mestra zen grávida da noite para o dia. Apenas ajuda você a dar um passo atrás e ver o que está acontecendo a partir de uma perspectiva mais ampla.

Pense na meditação como um termo abrangente para diferentes tipos de foco mental, incluindo sentar-se de forma deliberada ou mover-se intencionalmente de maneira consciente, por exemplo, ao praticar yoga ou tai chi.

Importância da meditação

Quando você está se sentindo estressada ou oprimida, simplesmente não há estado de espírito para que veja além do medo, da raiva ou da decepção passados, e a parte do cérebro associada à tomada de decisões racionais fica desligada. A meditação acalma a parte emocional da mente, possibilitando que você enxergue com mais clareza.

A gestação traz consigo muitas decisões importantes, e você quer tomar essas decisões com calma e intenção sábia – quando foi a última vez que tomou uma boa decisão de mau humor?

Pesquisas recentes também sugerem que a meditação é excelente para navegar nas ondas de sensações do trabalho de parto por aumentar o foco mental, o que reduz a dor.

É seguro?

A meditação é considerada uma prática segura durante a gestação; contudo, se em algum momento você achar algum dos exercícios desconfortável, pare e consulte seu médico.

"Medite todos os dias para entrar em sintonia com sua sabedoria interior e compaixão por si mesma e pelo bebê."

BENEFÍCIOS DA MEDITAÇÃO

Quanto mais atenção plena você tiver durante a gestação, mais você e o bebê experimentarão os benefícios cumulativos da meditação. Abaixo estão algumas das muitas vantagens:

Melhora no sono
Desfrute de uma melhor qualidade do sono e, mesmo que seja privada dele, a probabilidade de ter um melhor funcionamento do cérebro no dia a dia será maior.

Boas conexões
Você experimentará um vínculo mais profundo com o bebê ainda não nascido. O relacionamento com seu parceiro(a) também será aprimorado.

Melhora no humor
É provável que você se sinta mais positiva, e meditar pode reduzir o risco de depressão e/ou ansiedade pós-parto.

Peso saudável
É mais provável que você tenha um ganho de peso saudável durante a gestação; a probabilidade de o bebê estar dentro da faixa de peso normal também é maior.

Redução no estresse
Você se sentirá menos reativa ao estresse e mais resiliente emocionalmente. Muitas mulheres relatam sentir menos medo e dor no trabalho de parto.

Redução nos riscos
A probabilidade de parto prematuro é menor, e o bebê tem uma maior probabilidade de ter um funcionamento cerebral saudável por causa da redução no estresse.

Respiração consciente

Voltar toda a atenção à respiração fará com que você se sinta mais no controle e menos reativa ao estresse e às preocupações durante a gestação. Também será inestimável durante o trabalho de parto, a fim de ajudá-la a manter o foco e a energia.

Focar conscientemente a respiração é a prática de simplesmente observar a inspiração e a expiração em vários momentos do dia. Ajuda a acalmar o cérebro do "filhote" e é uma das maneiras mais eficazes de lidar com pensamentos ou experiências negativas. Pode ajudar na estabilidade emocional durante a gestação, pois acalma emoções fortes.

Muitas de nós respiramos superficialmente (usando apenas a caixa torácica), mas a respiração abdominal profunda e satisfatória (como a de todos os recém-nascidos) é mais benéfica.

Durante a inspiração, a frequência cardíaca acelera, portanto, se você prolongar um pouco a expiração, estará maximizando a resposta de relaxamento. Imagine toda a tensão do corpo simplesmente desaparecendo com a expiração.

A respiração consciente possibilita que você pause com delicadeza sua mente grávida ocupada em pensar ininterruptamente, enquanto aumenta intencionalmente o suprimento de oxigênio para o corpo e para o bebê em crescimento. Algumas respirações conscientes podem se tornar um santuário calmante instantâneo, dentro do qual sua mente, corpo e bebê estão conectados.

Respirar com consciência durante a gestação também garantirá que você tenha uma boa base para o trabalho de parto.

"Conecte-se à calma interior por meio da respiração durante a gestação e no dia em que conhecer seu bebê."

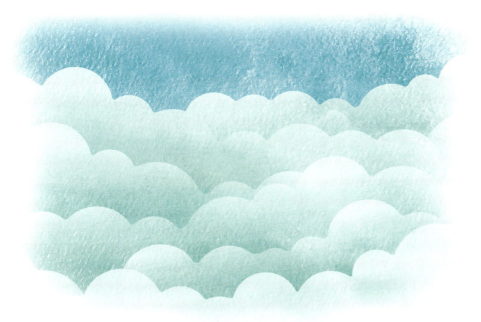

Respiração durante o trabalho de parto

À medida que a gestação avança, você provavelmente lerá artigos sobre técnicas respiratórias, mas não há segredo em relação a como respirar durante o trabalho de parto. Isso porque o corpo simplesmente se adapta à atividade. No início do trabalho de parto você respirará normalmente. Ao entrar na fase ativa, descobrirá que precisa fazer uma pausa durante os esforços de expulsão e respirar profundamente. Concentre-se na respiração lenta e focada, o que relaxará você e aumentará sua resistência, e deixe o corpo fazer o trabalho naturalmente.

Se estiver excessivamente ansiosa durante o trabalho de parto, a respiração consciente pode reduzir a sensação de pânico à medida que as contrações se movem pelo seu corpo – o que pode ser opressor. Concentrar-se na respiração vai lhe ajudar a manter a calma e o controle.

É seguro?

A respiração consciente é completamente segura. No entanto, se em algum momento você sentir desconforto, pare e consulte o seu médico.

Yoga na gestação

A yoga reúne uma combinação de exercícios leves, atenção plena, relaxamento e técnicas de respiração. É a maneira ideal de conectar mente, corpo, respiração e bebê durante todas as fases da gestação e do trabalho de parto.

As posturas e exercícios de yoga deste livro podem ajudar na flexibilidade, na força e na concentração. Eles foram adaptados para cada trimestre a fim de que você possa ajustá-los ao seu estágio de gestação.

Se você estava acostumada com exercícios de alta intensidade antes de engravidar, a yoga pode parecer um pouco insatisfatória no início, mas persista.

Como em qualquer tipo de exercício, há alguns fatos dos quais você precisa estar ciente. Use um tapete de yoga para evitar escorregar e, à medida que a gestação avança, use blocos, almofadas ou cobertores para fornecer suporte extra quando necessário. Evite posturas que envolvam ficar deitada de costas depois da 18ª semana de gestação e pare imediatamente se alguma postura for dolorosa ou fizer você sentir tonturas ou náuseas.

É seguro?

É seguro praticar yoga leve durante a gestação, mas observe que esse não é o momento para forçar o corpo. Se tiver alguma dúvida, converse com seu médico.

"A yoga pré-natal tem tudo a ver com calma, conforto, conexão e confiança."

BENEFÍCIOS DA YOGA DURANTE A GESTAÇÃO

A yoga pode ajudá-la a abraçar a gestação, acalmando a mente e fortalecendo o corpo, além de prepará-la mental e fisicamente para o trabalho de parto.

Respiração focada

Um aspecto muito importante da yoga pré-natal é a respiração consciente (*ver p. 16*). Exercícios respiratórios simples e focados acalmarão seu corpo e sua mente.

Desenvolve flexibilidade, força e resistência

Os agachamentos (*ver p. 107 e p. 146*) são ótimos para as pernas, a parte inferior das costas e o assoalho pélvico. Farão você se sentir realmente produtiva durante o trabalho de parto ativo (*ver p. 184 e p. 188*). Afundos baixos (*ver p. 145*) aumentam a flexibilidade dos quadris e a força das pernas. Exercícios que abrem os quadris, como agachamentos (*ver p. 107 e p. 146*), Postura da borboleta (*ver p. 154*) e Postura do pombo (*ver p. 112-3 e p. 152*) são essenciais para abrir espaço para o bebê e incentivá-lo a assumir a posição ideal para o parto.

Alivia dores

A yoga pode ajudar na dor nas costas, na cefaleia e no inchaço normal da gestação. As Posturas do gato e da vaca (*ver p. 109 e p. 148*) podem aliviar dores nas costas, enquanto a relaxante Postura de repouso (*ver p. 75, p. 115 e p. 157*) pode aliviar cefaleias.

Tire um tempo para si

Praticar yoga todos os dias (*ver as pp. 68, 100, 142 e 214, que descrevem sequências*) ajudará você a se manter calma e lhe dará tempo para se concentrar em aproveitar a gestação e criar laços com o bebê.

Senso de comunidade

Um aspecto agradável das aulas de yoga pré-natal é o senso de comunidade que se forma, estabelecendo um grupo de apoio de futuras mamães com quem compartilhar dicas e com quem reconfortar-se.

Remédios naturais

Muitas gestantes desejam encontrar maneiras seguras e naturais de reduzir os desconfortos da gestação. Explorar remédios naturais não significa virar as costas à medicina tradicional, apenas estar mais atenta aos seus cuidados.

Todos os remédios naturais descritos são seguros para uso durante a gestação (alguns você pode tentar depois do primeiro trimestre), mas verifique primeiro com seu médico.

Você pode descobrir que alguns remédios são mais eficazes do que outros, e pode haver alguns desconfortos ou desafios da gestação que não são aliviados com opções naturais ou mesmo da medicina tradicional. Algo que pode ser considerado uma dica de avó pode fazer a diferença entre uma gestação agradável e uma gestação desafiadora.

Cultivar uma abordagem holística e consciente da gestação também pode ajudá-la a se sentir mais no controle do seu bem-estar e do bebê. Um princípio orientador da atenção plena é que nada permanece igual e é muito provável que alguns desses desconfortos passem.

Aliviar náuseas

Para muitas gestantes que têm enjoos matinais "normais", o gengibre costuma ser o primeiro remédio tentado. Ele pode ser utilizado de várias maneiras – na forma de chá, cristalizado, como suplemento, ou como alimento (*ver p. 53*).

Outros remédios holísticos úteis para os enjoos incluem o uso de óleos essenciais, especialmente óleos cítricos e de hortelã (*ver p. 54*).

"*Uma abordagem consciente da gestação pode ajudá-la a se sentir mais no controle.*"

GESTAÇÃO CONSCIENTE

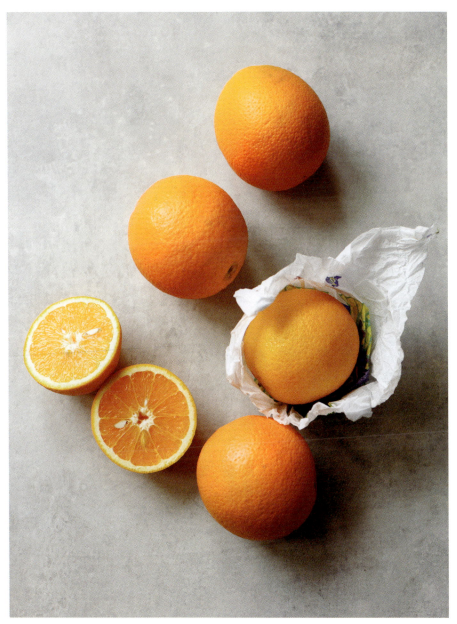

GESTAÇÃO CONSCIENTE

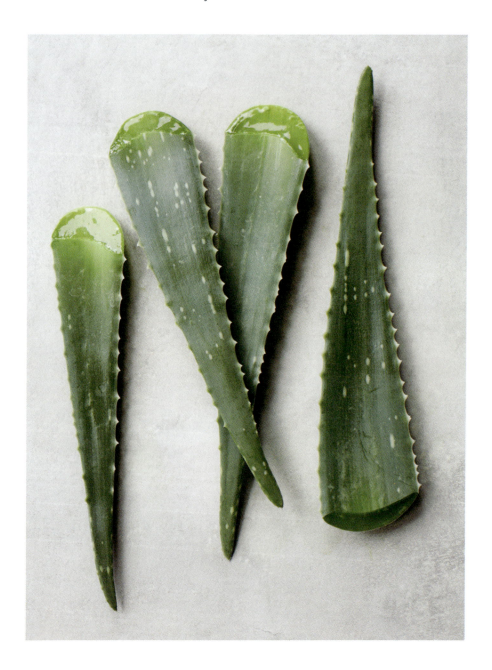

Remédios calmantes

É totalmente normal que algumas mães sintam ansiedade e preocupação durante a gestação. A maior parte da ansiedade é causada pelos nossos pensamentos, que muitas vezes focam o que pode dar errado durante a gestação e o parto, e não o que geralmente dá certo. Os remédios para a ansiedade incluem os conhecidos Florais de Bach "Rescue Remedy" e "Mimulus Flower".

Sono melhorado

Muitas mulheres apresentam distúrbios do sono durante a gestação. Óleos essenciais como os de lavanda ou camomila (ver p. 98), massagens e banhos quentes são considerados auxiliares naturais e seguros para ajudar na qualidade do sono depois do primeiro trimestre de gestação.

Remédios suavizantes

Compressas frias, banhos de ervas (ver p. 212) e hamamélis frescas podem reduzir o inchaço associado às hemorroidas, uma queixa comum na gestação.

Pele saudável

As estrias tendem a aparecer durante períodos de rápido crescimento e ganho de peso. À medida que a pele se estica, pode causar uma coceira desconfortável nas coxas e na barriga, mas existem maneiras de minimizar isso. O caldo de carne bovina contém colágeno, que melhora a elasticidade da pele e também é uma ótima opção no caso de enjoos matinais.

Faça da hidratação um ritual cuidadoso e conecte-se amorosamente com seu corpo. Aplique um hidratante natural, como aloe vera, diariamente. Comece nos pés e vá subindo, incluindo o ventre (ver p. 90).

Cuidados ótimos com o períneo

As pesquisas sugerem que a massagem perineal (ver p. 130) nas últimas semanas de gestação pode reduzir as lesões perineais. Depois do parto, para aliviar qualquer desconforto, você pode fazer suas próprias compressas íntimas frias calmantes (ver p. 212).

Alguns dias depois do parto, você pode começar a fazer banhos de assento quentes com ervas (ver p. 212) para acalmar e promover a cicatrização do períneo.

Incentivar a produção de leite materno

Os primeiros dias de amamentação provocam alterações visíveis nas mamas, incluindo ingurgitamento. Aplicar folhas de repolho verde frescas e calmantes nas mamas pode reduzir o desconforto (ver p. 200).

Existem também vários remédios fitoterápicos, como o feno-grego, que podem ajudar se você estiver com baixa produção de leite (ver p. 205).

Nutrição

Comer bem é um dos aspectos mais importantes da "construção" de um bebê. Você pode reduzir a probabilidade de complicações futuras estando atenta ao que come, como come e optando por uma dieta bem balanceada.

Você está criando um ser humano, então deseja usar os melhores "materiais" possíveis. A gestação pode ser estressante e, a menos que tenha as habilidades necessárias para administrar a montanha-russa de emoções, é mais provável que coma sem pensar, o que significa que pode escolher alimentos menos saudáveis ou comer demais.

Comer com atenção significa que não vai se alimentar com pressa, mas sim saborear a comida adequadamente, reservando um tempo para apreciá-la quando estiver com fome. Isso pode ajudá-la a ficar mais consciente de quando está realmente com fome (em vez de entediada ou estressada, por exemplo) e quando está satisfeita. Você começará a entender como as emoções afetam a fome e aprenderá a saborear a comida.

O estresse é um gatilho para comer demais, pois o corpo produz mais hormônios do estresse, que sinalizam ao cérebro a fim de levá-la a consumir mais alimentos com alto teor calórico. Comer com atenção e pensar em como o bebê se beneficia dessa dieta pode ajudá-la a fazer boas escolhas nutricionais – por isso, em vez de optar por uma bolacha que está à mão, coma um punhado de nozes, que são uma excelente fonte de ácidos graxos ômega-3 *(ver p. 82)*; ou experimente beliscar sementes de girassol, que são ricas em vitamina B *(ver p. 48)*.

Benefícios para o bebê

Para a maioria das gestantes, nada é mais importante do que ter um bebê saudável. Sabemos, sem dúvida, que o modo como se nutre o corpo durante a gestação pode reduzir a probabilidade de que se tenha complicações e pode definir a trajetória do bebê para uma vida inteira de saúde e bem-estar ideais. As escolhas alimentares diárias influenciarão a gestação, o parto e a saúde em longo prazo do recém-nascido.

GESTAÇÃO CONSCIENTE

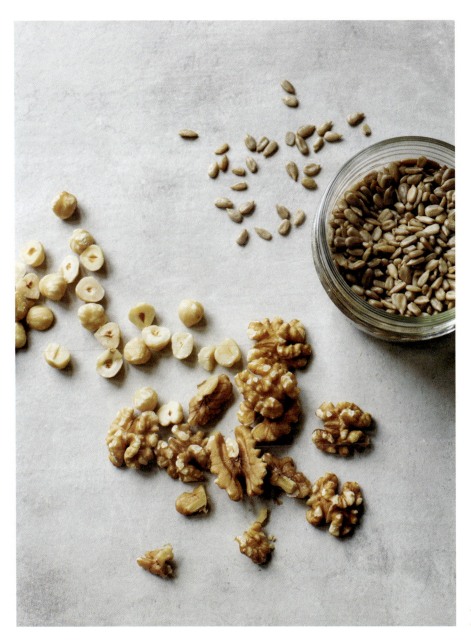

GESTAÇÃO CONSCIENTE

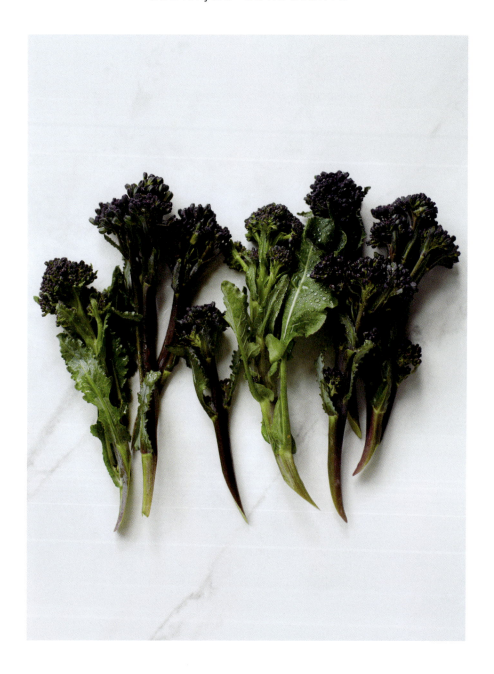

Você é o que come

Você pode acreditar que tem uma dieta razoavelmente saudável, mas pesquisas sugerem que uma grande porcentagem das gestantes tem deficiência de nutrientes essenciais. Certifique-se de desfrutar de uma boa seleção de frutas e vegetais coloridos, como brócolis, batata-doce e frutas vermelhas; leguminosas e lentilhas; bem como ovos; carne magra e peixe branco.

Para uma dieta saudável e equilibrada durante a gestação, você precisa de boas fontes de proteína *(ver p. 67)*; "gorduras boas" *(ver p. 82)*; fibras *(ver p. 94)*; e carboidratos. Tente ingerir carboidratos complexos não processados, pois eles fornecem energia por mais tempo. Por exemplo, escolha pão integral ou arroz integral em vez de pão branco de farinha refinada ou arroz branco.

Você também precisa de vários minerais e vitaminas importantes, incluindo cálcio *(ver p. 45)*; vitamina D *(ver p. 62)*; vitaminas B *(ver p. 48)*; iodo e colina *(ver p. 59)*; folato *(ver p. 40)*; e zinco, um mineral que ajuda em muitas funções, incluindo a divisão e o crescimento das células fetais. Além disso, beba bastante água para se manter bem hidratada.

Se você é vegetariana ou vegana, talvez precise de cuidado extra para equilibrar sua dieta, de modo a obter todos os nutrientes que o bebê precisa. Portanto, converse com seu médico sobre maneiras de garantir que tenha a dieta ideal.

MEDITAÇÃO DA FOME

Você pode achar melhor fazer pequenas refeições regulares durante a gestação, mas se simplesmente só tiver vontade de fazer lanches, experimente esta meditação primeiro.

1 Respire profunda e lentamente três vezes e pergunte-se: estou realmente com fome ou estou apenas entediada, solitária ou estressada? Não tem certeza? Beba um copo de água primeiro. **2** Se estiver com fome, procure escolher uma opção saudável e a saboreie – observando a textura e o sabor da comida. **3** Se deseja uma guloseima pouco saudável, pense: "Comer isso contribuirá para uma gestação saudável?". **4** Se optar pela guloseima, coma-a com atenção, sem julgamento, e repita as etapas anteriores se outro desejo surgir.

Comer por dois?

Ainda existe uma forte crença de que durante a gestação se pode comer por dois. No entanto, os cientistas sugerem agora que se deve "comer por 1,1", escolhendo alimentos frescos e saudáveis e cortando alimentos processados sempre que possível.

As gestantes precisam de apenas 200 a 300 calorias adicionais durante a gestação, começando no segundo trimestre. O truque é fazer com que as calorias contem em vez de contar as calorias; trata-se de encontrar alimentos repletos de vitaminas e minerais que irão nutrir você e o bebê.

Ingerir uma dieta balanceada pode ajudá-la a evitar problemas durante a gestação, como diabetes gestacional, parto prematuro e anemia. Se você tem um IMC alto, então não é hora de fazer dieta, mas de tomar medidas para ter a gestação mais saudável possível. Não importa qual o seu tipo de corpo ou quão em forma esteja; tente avaliar como uma boa nutrição pode beneficiá-la durante a gestação.

Alimentos a evitar

O NHS recomenda que as gestantes não consumam patês, fígado, carnes cruas ou malcozidas, marisco cru, tubarão, peixe-espada ou marlim e mais de duas porções por semana de peixes gordurosos. Também é aconselhável não consumir queijos moles curados com mofo crus, como brie ou camembert, ou queijos moles com veios azuis, como gorgonzola ou roquefort, a menos que sejam bem cozidos.

Os ovos a serem consumidos devem conter o selo de inspeção do Ministério da Agricultura e ser bem cozidos para evitar o risco de salmonela.

Obtenha com seu médico uma lista completa do que é seguro comer ou o que evitar durante a gestação.

"Escolha alimentos ricos em nutrientes, como leguminosas, que também são boas fontes de proteínas e fibras."

GESTAÇÃO CONSCIENTE

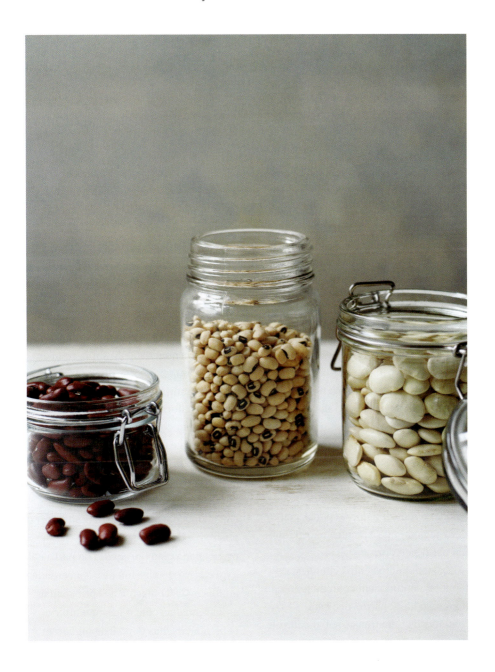

Hipnoparto

Esse programa especializado de preparação para o parto cresceu em popularidade em todo o mundo. O objetivo é treinar o cérebro para que se tenha uma gestação e um parto mais relaxados, mais confortáveis e mais confiantes.

O hipnoparto ensina técnicas de respiração, relaxamento e auto-hipnose para que se possa ter empoderamento na gestação e no parto.

Praticando o hipnoparto durante a gestação, é possível ajudar a aliviar alguns desconfortos comuns da gestação, como os enjoos matinais, além de se conectar totalmente com o bebê nos primeiros trimestres, no início da jornada para se tornar uma nova mãe.

Mais tarde, durante o trabalho de parto e o parto, as técnicas de hipnose podem ser usadas para manter o foco e reduzir o estresse, ajudando a ter uma experiência de parto positiva. Para algumas mulheres, o hipnoparto pode auxiliar a reduzir a dor do parto, embora deva-se notar que a técnica não garante um parto sem dor.

Existem muitos mitos em torno da hipnose; contudo, em nenhum momento durante o hipnoparto você está "enfeitiçada", em transe, sob o controle de alguém que não seja você mesma ou sob a possibilidade de ficar "presa". Você está em completo controle, totalmente desperta e consciente de tudo o que está acontecendo ao redor.

Hipnoparto na gestação

O hipnoparto é uma ferramenta eficaz para uso durante a gestação a fim de melhorar a qualidade do sono, reduzir as náuseas *(ver p. 50)*, diminuir o estresse e aliviar alguns desconfortos físicos conforme a gestação avança. Escolha um conjunto de imagens que sejam boas e que elevem suas emoções, pois serão as mais eficazes.

As técnicas de hipnoparto também lhe darão mais confiança na sua capacidade de ter um parto bom e positivo e de sentir-se menos preocupada com o trabalho de parto na expectativa do nascimento. Na verdade, muitas mães começam a sentir-se mais entusiasmadas com o nascimento do bebê poucos dias depois de iniciarem os exercícios de hipnoparto.

GESTAÇÃO CONSCIENTE

"Toda mãe merece desfrutar de uma gestação e de um parto positivos."

BENEFÍCIOS DO HIPNOPARTO

As pesquisas mostram que a prática regular de exercícios de hipnoparto pode trazer muitos benefícios à mãe e ao bebê, não apenas durante o trabalho de parto, mas durante a gestação.

Alívio nos sintomas	Redução do risco de complicações	Maior foco durante o trabalho de parto
Você pode usar as técnicas de hipnoparto desde o primeiro trimestre de gestação para ajudar a aliviar os sintomas de enjoo matinal e fadiga.	A probabilidade de complicações durante o trabalho de parto é menor, em razão da redução dos níveis de estresse.	Você pode descobrir que o trabalho de parto parece passar mais rapidamente e você é capaz de manter o foco o tempo todo, pois seus níveis de estresse e dor são mais baixos.
Redução da dor	**Bebê mais calmo**	**Melhora nos desfechos**
Você pode não precisar de medicação. Muitas mães relatam que as sensações do parto são intensas, mas não terrivelmente dolorosas.	O bebê pode estar mais saudável e calmo, pois uma mãe mais relaxada propicia um recém--nascido mais relaxado.	No caso de uma cesariana, as pesquisas sugerem que o procedimento pode ser mais rápido e exigir menos analgésicos durante a recuperação.

"As mães que usam imagens durante o trabalho de parto relatam consistentemente sentir-se mais relaxadas e no controle."

QUADRO DE VISUALIZAÇÃO PARA O PARTO

Durante a gestação, faça uma coleção de imagens e citações inspiradoras, calmantes e geradoras de confiança para lembrá-la de que o parto pode ser uma experiência linda.

Entre no clima

Você pode fazer um quadro de visualização sozinha ou com um grupo de gestantes. Se estiver praticando sozinha, essa pode ser uma prática meditativa agradável. Não tenha pressa, acenda uma vela ou coloque uma música relaxante e acomode-se com uma seleção de revistas.

Crie o sentimento

Encontre imagens, afirmações e citações que tenham uma forte ressonância em você – o mais importante não é quão bonitas as imagens são, mas como elas fazem você se sentir. Ao olhar para o quadro, você deve se sentir inspirada e tranquila.

Reforce a visualização

A visualização é uma poderosa ferramenta do hipnoparto na preparação para um parto consciente. Crie um espaço sagrado focado em imagens positivas do parto e coloque-o em sua casa, em um local onde o veja com frequência. Vê-lo será como fazer muitas minivisualizações todos os dias. Leve-o também com você ao local de parto para que possa se reconectar com esses sentimentos de confiança e inspiração.

Hipnoparto no trabalho de parto

A maioria de nós já foi "hipnotizada" para acreditar que o trabalho de parto envolve longas e assustadoras horas de estresse e dor agonizantes. É algo pelo que simplesmente precisamos "passar". As mulheres não perderam a capacidade de dar à luz instintivamente, mas neste mundo de constante distração e estresse, muitas mães perderam a capacidade de permanecer intencionalmente calmas durante desafios física e mentalmente exigentes, como o trabalho de parto e o parto.

O hipnoparto treina novamente o cérebro para que você espere que o nascimento do bebê seja uma experiência fortalecedora, e não traumática. É um "interruptor" para a adrenalina – um mensageiro químico que entra em ação quando você está com medo, leva à contração dos músculos e é conhecido por tornar o trabalho de parto mais longo e doloroso. Sem a presença da adrenalina decorrente do medo e da ansiedade, o corpo fica naturalmente repleto de endorfinas e oxitocina – você faz suas próprias epidurais e toma analgésicos naturais.

Vale a pena assistir a um vídeo de mães fazendo uso de técnicas de hipnoparto, pois elas estão acordadas, alertas, incrivelmente focadas e até brincando entre as contrações. Na verdade, é quase estranho assistir a esses vídeos inspiradores, pois não estamos acostumados a ver o parto como uma experiência tão positiva, tranquila, calma e edificante.

Você estará o tempo todo ciente do que está acontecendo com você e nos arredores, e nunca se desligará da experiência, o que é um equívoco comum.

Como eu pratico hipnoparto?

Pratique regularmente os exercícios de hipnoparto deste livro. Além disso, use um aplicativo *(ver p. 224)* ou CD, o que achar mais relaxante, ou faça uma aula. Ao praticar os exercícios, deixe a mente relaxar. Você pode não ouvir todo o conteúdo, mas, contanto que seus níveis de estresse diminuam ao longo das semanas, estará fazendo certo.

Se quiser encontrar uma aula, peça conselhos a outras mães e escolha com cuidado para encontrar aquela que lhe ajudará a ter a melhor experiência de gestação e parto possível.

É seguro?

O hipnoparto é considerado uma prática segura durante a gestação, mas se achar que algum dos exercícios traz à tona emoções difíceis, pare e converse com seu médico.

Além disso, não use as técnicas enquanto estiver dirigindo ou em qualquer momento quando sua atenção for necessária em outro lugar.

O PRIMEIRO TRIMESTRE

Seu corpo está iniciando uma incrível transformação para que o bebê possa se desenvolver em condições ideais. Exploraremos maneiras de nutrir-se emocional, física e nutricionalmente durante as importantes primeiras 12 semanas de gestação. Você também encontrará sugestões de remédios naturais para aumentar seu conforto neste trimestre.

INTRODUÇÃO
O que está acontecendo?

Embora você ainda não tenha uma barriga saliente, este é um momento de adaptações incríveis – tudo acontecendo nos bastidores. Cada sistema do corpo está se alterando a fim de fornecer o ambiente mais saudável para o seu bebê.

Muitas dessas mudanças acontecem já entre 8 e 10 semanas de gestação, antes mesmo da primeira consulta pré-natal. Não apenas seu corpo está se transformando – sua identidade também. Você está embarcando na maior transição da vida adulta. Com todas essas mudanças físicas e emocionais, não surpreende que a maioria das futuras mães sinta fadiga e alterações de humor no primeiro trimestre de gestação.

À medida que o corpo passa por uma grande transformação nas primeiras 12 semanas de gestação, você pode se deparar com mamas doloridas ou sensíveis. Esses hormônios que trabalham duro também podem desencadear enjoos matinais (*ver as pp. 50, 53 e 54 para saber o que pode ajudar*).

O sistema digestório está começando a desacelerar enquanto o corpo obtém nutrientes da dieta para fazer o bebê crescer. Isso torna ainda mais importante manter uma dieta saudável e variada, com bastante fibras (*ver p. 94*) para evitar a constipação. Você pode sentir estufamento e, embora seus

"Seja gentil consigo mesma durante os meses iniciais de gestação."

O PRIMEIRO TRIMESTRE

rins estejam se adaptando à gestação, é provável que precise urinar com mais frequência.

O volume sanguíneo já está começando a aumentar (terá quase duplicado ao final da gestação), e mudanças surpreendentes estão acontecendo no sistema cardiovascular, conforme o coração efetivamente aumenta.

Com tudo isso acontecendo, certifique-se de consultar seu profissional de saúde caso utilize algum medicamento prescrito antes da gravidez.

Tudo sobre você

Quer se trate de uma gestação muito esperada ou de uma surpresa, as emoções das primeiras semanas podem ser uma montanha-russa de altos e baixos – excitação e descrença, bem como ansiedade e alegria.

Uma abordagem atenta ao bem-estar emocional e às mudanças físicas durante esse período pode ajudá-la a "surfar" em algumas das emoções mais desafiadoras que você pode experimentar, em vez de se sentir oprimida por elas. Meditações curtas e respiração consciente podem ajudá-la a se sentir mais à vontade durante este trimestre.

É difícil não se preocupar com um aborto espontâneo durante o primeiro trimestre. Na grande maioria dos casos,

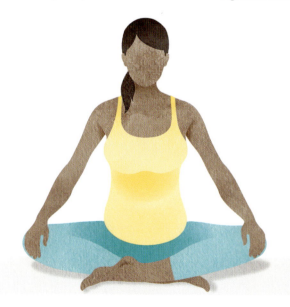

há pouco que alguém possa fazer para evitá-lo – embora isso não elimine sua dor caso ocorra.

Você também pode se preocupar com o impacto que um novo bebê terá em seu corpo, carreira, finanças ou no relacionamento com seu parceiro(a). Esses sentimentos são normais, e quanto mais cedo você se permitir espaço e graça para abordar emoções fortes com curiosidade e aceitação, melhor se sentirá. Não se preocupe com coisas que não pode mudar – em vez disso, siga o mantra: "controle os controláveis".

Se estiver mantendo a gravidez em segredo até o segundo trimestre, compartilhe com uma amiga de confiança como está se sentindo (de preferência alguém que já seja mãe).

A gestação oferece uma conveniente oportunidade de refletir sobre a sua forma de abordar a vida, o trabalho e a família de uma maneira que acrescenta uma riqueza maravilhosa à vida. Seja sempre gentil consigo mesma e abrace a "consciência amável" *(ver p. 6)*.

Se achar desafiadoras as emoções do primeiro trimestre, converse com seu médico – nem todo mundo acha a gestação fácil.

Tudo sobre o bebê

Se você pensar bem, verá que o que está acontecendo em seu corpo é verdadeiramente mágico. Em apenas 40 semanas, a inteligência natural do corpo será capaz de fazer crescer um ser humano a partir de uma única célula microscópica.

O bebê está em um processo de desenvolvimento acelerado e, no final do primeiro trimestre, deixou de se parecer com um girino e se tornou uma pequenina pessoa totalmente formada, com cerca de 7,5 cm de comprimento.

"Uma gestação consciente possibilita que você se conecte com a sabedoria inata do seu corpo, coração e mente."

O DESENVOLVIMENTO DO BEBÊ

Não é incrível que você possa fazer crescer outro ser humano a partir de uma única célula sem nenhum esforço consciente? O crescimento do bebê no primeiro trimestre é realmente incrível.

Desenvolvimento neural

O cérebro do bebê começa a se formar por volta de cinco semanas de gestação, antes mesmo de você saber que está grávida. Ao final do primeiro trimestre, estará crescendo a uma taxa de um quarto de milhão de células por minuto. A medula espinal também começa a se desenvolver a partir do tubo neural neste trimestre.

Formação de dentes de leite

Botões dos dentes, que se tornarão dentes de leite, crescem nas gengivas. No final deste trimestre, o bebê é capaz de abrir e fechar a boca.

Principais sistemas corporais

Ao final de oito semanas, todos os sistemas corporais do bebê estão em desenvolvimento.

Formação de membros

Os braços e pernas do bebê cresceram a partir de pequenas protuberâncias até estarem totalmente formados no final do primeiro trimestre.

Crescimento das unhas

Por volta da 12ª semana, o bebê terá desenvolvido pequenas unhas nas mãos e nos pés.

Órgãos sexuais

Ao final do primeiro trimestre, os órgãos genitais do bebê estarão desenvolvidos.

Papilas gustativas

O paladar do bebê está começando a se desenvolver à medida que ele engole líquido amniótico aromatizado com os alimentos que você consumiu.

Tamanho da cabeça

A cabeça do bebê representa cerca de metade do comprimento total do corpo no final do primeiro trimestre.

NUTRIÇÃO

Folato e ácido fólico

O folato é uma vitamina B encontrada naturalmente nos alimentos, enquanto o ácido fólico é um suplemento sintético. Quando possível, escolha um suplemento que inclua a palavra "folato" como a opção mais saudável e natural.

Obter folato ou ácido fólico suficiente é vital para o desenvolvimento do bebê no início da gestação, pois protege contra os principais defeitos congênitos do cérebro e da coluna vertebral. Como pode ser difícil obter a quantidade necessária de folato apenas com a dieta, recomenda-se que toda mulher que esteja planejando engravidar tome um suplemento de folato ou ácido fólico durante três meses antes da concepção e até o final do primeiro trimestre de gestação.

Suplementos de ácido fólico não são aconselhados depois do primeiro trimestre, mas recomenda-se consumir alimentos ricos em folato durante todo o período gestacional.

Boas fontes de folato incluem vegetais como **aspargos**, **brócolis**, **beterraba** e **couve-flor**, bem como **frutas cítricas**, **lentilhas** e **ovos**. Experimente adicionar um vegetal de folhas verdes extra à refeição principal para aumentar os níveis de folato – **couve-de-bruxelas**, **alface-romana**, **mostarda**, **couve** e **espinafre** são ricos em folato. Também pode-se adicionar **feijão** ou **lentilha** a ensopados ou sopas para aumentar os níveis de folato. Quando possível, opte por produtos cultivados de forma orgânica.

O PRIMEIRO TRIMESTRE

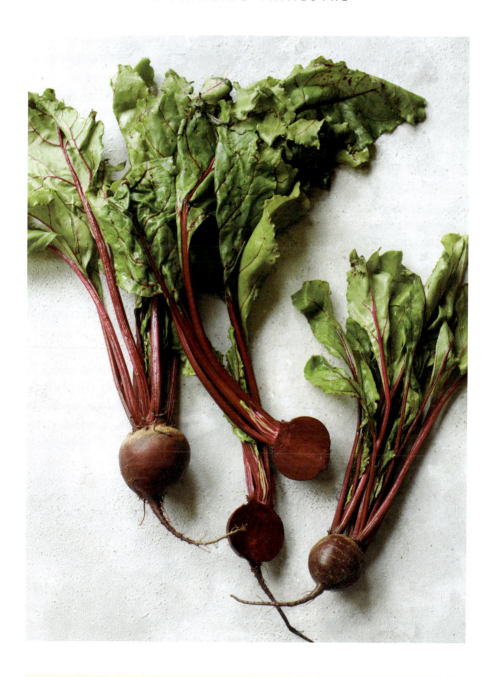

MEDITAÇÃO

Meditação de um minuto

Na gestação, é normal preocupar-se, mas focar essas preocupações as torna maiores do que realmente são. Pratique esta meditação várias vezes ao dia, deixando que quaisquer pensamentos ansiosos passem como nuvens em um céu azul.

1
Sente-se confortavelmente em uma cadeira com os pés apoiados no chão. Feche os olhos ou encontre um ponto à frente para focar com um olhar suave. Lembre-se, não importa quão curta ou longa seja a meditação, sempre a aborde com uma atitude calorosa e positiva.

2
Ao inspirar, sinta seu corpo se expandindo suavemente. Ao expirar, observe seu corpo relaxando e se soltando.

3
Ao inspirar, observe a sensação de plenitude. Ao expirar, observe a sensação de liberação.

4
Se sua mente se desviar para um pensamento ou sensação, celebre esse momento de consciência plena com compaixão e curiosidade e, em seguida, guie suavemente a atenção de volta à respiração. Continue nessa consciência respiratória por apenas um minuto.

O PRIMEIRO TRIMESTRE

"Conforme você se torna mais confiante e confortável meditando, pode aumentar o tempo de meditação."

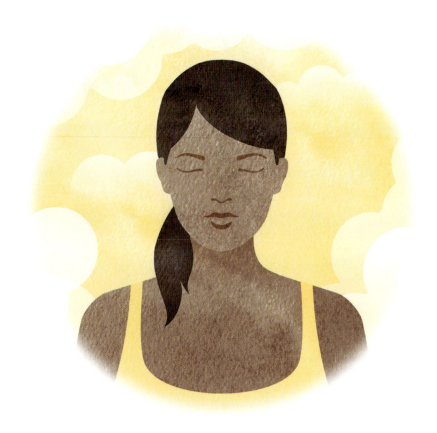

GESTAÇÃO CONSCIENTE

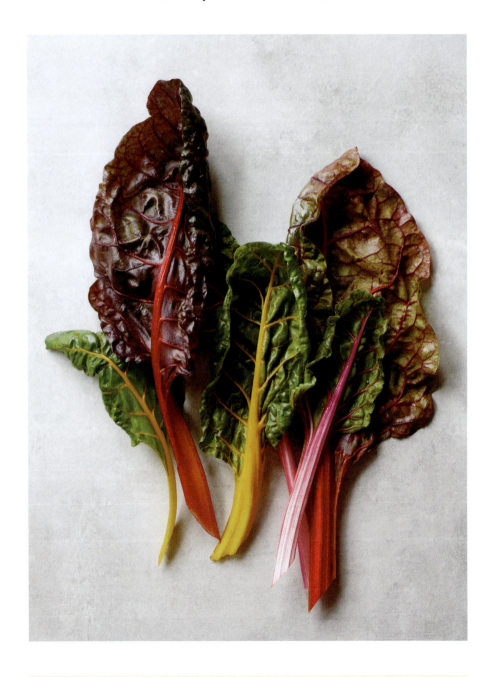

NUTRIÇÃO

Cálcio

Use uma abordagem cuidadosa ao selecionar suas fontes de cálcio, para que escolha intencionalmente opções que não sejam apenas ricas em cálcio, mas que forneçam a você e ao bebê outros nutrientes essenciais durante a gestação.

O cálcio é vital para o crescimento dos ossos e dentes do bebê, pois pequenos "brotos" dentais se formam nas gengivas durante a gestação. Também é essencial para o desenvolvimento dos músculos e do coração do bebê. Como ele retirará do seu corpo o cálcio de que precisa, é importante garantir que você tenha cálcio suficiente para os dois. **Leite** e outros **derivados lácteos** são boas fontes de cálcio, assim como alguns **vegetais de folhas verdes**.

As sementes são ricas em cálcio, então por que não polvilhar **sementes de gergelim** torradas sobre uma salada de **rúcula** ou **acelga** ou brócolis cozidos no vapor? Para aumentar a ingestão de cálcio, saboreie um **iogurte** no café da manhã, coma um punhado de **amêndoas** como lanche rápido ou adicione **sardinhas** com azeite a uma salada para um almoço nutritivo. Se não puder consumir laticínios, converse com seu médico a respeito de usar um suplemento de cálcio.

RESPIRAÇÃO

Respiração centrada no coração

Durante a gestação, os sentimentos podem se tornar opressores. Esta é uma excelente técnica para usar sempre que surgir algum sentimento desafiador, pois você pode praticá-la em qualquer lugar e isso irá lhe ajudar a se reorientar emocionalmente de imediato.

1

Caso se sinta ansiosa, sente-se ou fique em pé e respire lenta e profundamente. O ideal é fechar os olhos, mas você pode mantê-los abertos.

2

Concentre sua atenção no centro das costelas, ao redor do coração. Respire fundo. Imagine que sua respiração está entrando e saindo pela região do coração. Ao inspirar e expirar, pense em um lugar lindo – uma floresta tropical, um prado de flores silvestres ou uma cordilheira alpina.

3

Ao inspirar e expirar, ative sentimentos positivos, como gratidão ou amor. Lembre-se de uma memória maravilhosa ou de uma pessoa especial – uma avó que a adorava incondicionalmente ou alguém que fez você se sentir realmente amada. Deixe que esse sentimento cresça e, à medida que ele cresce, observe como o estresse diminui.

4

Termine o exercício, percebendo que, ao focar a respiração e os pensamentos positivos, você é capaz de desligar a resposta de estresse.

O PRIMEIRO TRIMESTRE

"Esta técnica possibilita que você passe por uma poderosa transformação emocional em poucos instantes, trazendo-lhe equilíbrio."

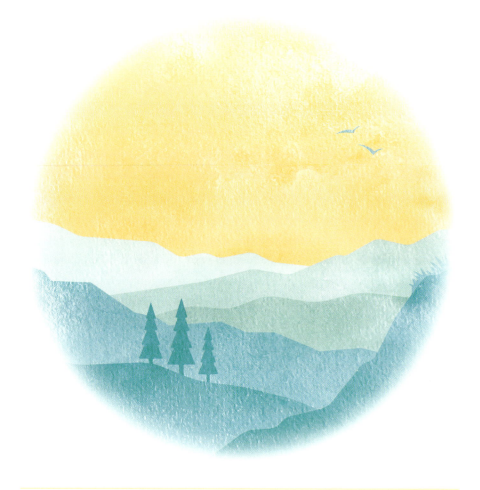

NUTRIÇÃO

Vitamina B12

Os níveis de energia podem cair durante a gestação, especialmente no primeiro trimestre. A vitamina B12 pode aumentar a energia e, provavelmente, também melhorar o humor, pois pode ajudar a reduzir os efeitos do estresse.

A vitamina B12 é essencial para o desenvolvimento do cérebro do bebê desde a concepção. Está envolvida na metabolização de proteínas, carboidratos e gorduras da dieta materna para que o bebê obtenha tudo o que precisa para crescer. Também é importante para um sistema nervoso saudável e atua com o folato/ácido fólico na redução do risco de defeitos do tubo neural. Se você é vegetariana ou vegana, é mais provável que tenha níveis baixos de vitamina B12; portanto, converse sobre isso com seu médico.

Boas fontes de vitamina B12 incluem **carnes** (de animais alimentados com capim, sempre que possível), **salmão selvagem**, **leite** e outros **derivados lácteos** (muitos são enriquecidos), **ovos** e **cereais** enriquecidos. Comece o dia com cereal matinal com adição de vitamina B12 e leite enriquecido. Desfrute de ovos pochê com **presunto** ou **espinafre** no almoço, salmão grelhado no jantar ou experimente **extrato de fermento** e **queijo** em **biscoitos integrais** para um lanche rico em vitamina B12.

O PRIMEIRO TRIMESTRE

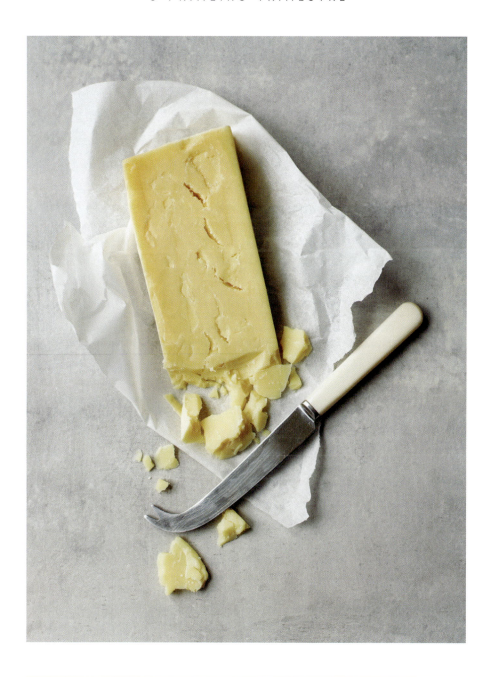

HIPNOPARTO

Bem-estar matinal

Os enjoos matinais são bastante comuns, principalmente no primeiro trimestre de gestação. Use este exercício sempre que se sentir enjoada para criar novas associações de bem-estar e tornar o início da gestação mais confortável.

1

Encontre um lugar onde você não será incomodada. Siga estas etapas ou peça ao seu parceiro que leia a visualização em voz alta.

2

Feche os olhos. Inspire lentamente... e expire lentamente... em um ritmo que lhe seja confortável. Observe a tensão em seu tórax ao inspirar profundamente e, ao expirar, observe como essa tensão é liberada. Deixe seu corpo se acalmar enquanto se dá um tempo para se conectar com a sabedoria interior e o bem-estar do seu corpo.

3

Conte de 10 até 1, deixando que cada número relaxe você cada vez mais.

10 Conecte-se com sua fonte interior de sabedoria e bem-estar. **9** Solte-se. **8** Derive e flutue. **7** Solte-se ainda mais enquanto faz a contagem regressiva com leveza. **6** Deixe ir. **5** Relaxe. **4** Este é o seu momento especial. **3** Duplique o relaxamento. **2** Aprofunde o relaxamento – depois relaxe ainda mais, até **1** Com a prática, você agora deverá estar em um estado hipnótico.

O PRIMEIRO TRIMESTRE

4

Imagine uma feira de agricultores muito especial em um dia de primavera. O clima está fresco e confortável. Você passa por barracas coloridas repletas de produtos viçosos e deliciosos. O cheiro dos limões e das laranjas enche o ar. Pense em um momento em que estava cortando laranjas maduras e suculentas em casa e no sabor ácido do suco de limão fresco. Imagine-se respirando o aroma daquelas laranjas ou limões suculentos e cítricos, sentindo-se saudável, respirando bem-estar e vitalidade.

5

Conte lentamente de 1 a 5 e você se sentirá energizada.

1 Respire esses aromas de bem-estar e vitalidade. **2** Expire qualquer sensação de náusea. **3** Comece a mover as mãos e os pés. **4** Abra os olhos. **5** Observe como se sente bem.

Para continuar desfrutando dos benefícios da hipnose, mantenha aromas cítricos por perto, em casa ou no trabalho, a fim de energizar-se prontamente e aumentar a sensação de bem-estar.

GESTAÇÃO CONSCIENTE

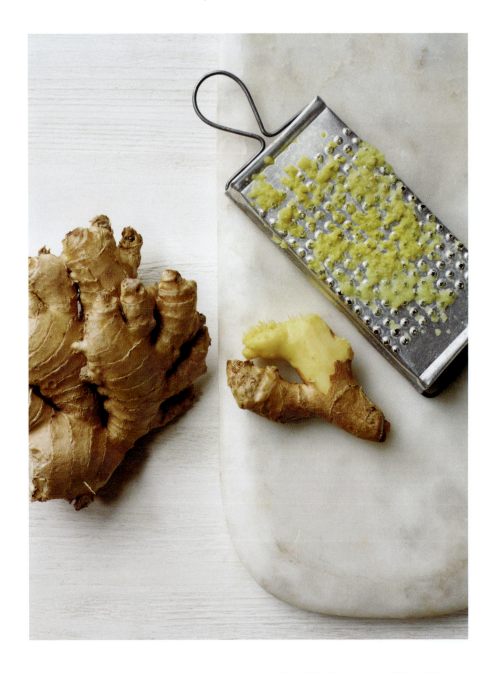

REMÉDIOS NATURAIS

Gengibre para náuseas

Se você sentir náuseas em decorrência das alterações hormonais do início da gestação, o gengibre é um dos remédios naturais mais conhecidos e eficazes. Além disso, pode ajudar a aliviar problemas gastrintestinais comuns, como o estufamento.

Vários estudos sugerem que o **gengibre** é uma maneira segura e eficaz de reduzir náuseas e vômitos sem quaisquer efeitos colaterais. Mantenha **biscoitos de gengibre** ao lado da cama para mordiscar ao acordar, ou guarde **pirulitos de gengibre** na bolsa para aqueles momentos em que estiver fora de casa e sentir náuseas. Você também pode mastigar **gengibre cristalizado** – um pedaço de 2,5 cm equivale a cerca de 500 a 1.000 mg de **gengibre seco** – ou tomar um suplemento.

Use **gengibre fresco** em *smoothies* ou o adicione em refogados. Outra boa opção para aumentar a ingestão é preparar **chá de gengibre** para saborear ao longo do dia. Coloque uma colher de chá de gengibre fresco ralado em água fervente; deixe em infusão, escorra e adoce ou dilua mais se o sabor for muito forte. Se preferir não fazer o seu próprio chá, também há muitas opções de chá de gengibre compradas prontas.

REMÉDIOS NATURAIS

Remédio para enjoo matinal com óleo cítrico

Como o olfato costuma se intensificar durante a gestação, você pode encontrar alívio para as náuseas usando óleos essenciais. O enjoo matinal pode ocorrer ao longo do dia. Este remédio pode ser usado sempre que estiver se sentindo enjoada.

Para ajudar a aliviar os enjoos matinais, experimente usar óleos essenciais com base cítrica – **limão**, **laranja doce** ou **toranja**, por exemplo. Menos é mais quando se trata de aromaterapia, então coloque apenas uma ou duas gotas do óleo essencial escolhido em uma bola de algodão e respire fundo algumas vezes para inalar o perfume. Combine o uso de óleos essenciais com a prática de hipnoparto para criar uma mentalidade positiva em relação à gestação e, mais tarde, ao nascimento do bebê – eles funcionam maravilhosamente bem juntos.

"Consulte um aromaterapeuta especializado a fim de encontrar o óleo mais eficaz para você."

O PRIMEIRO TRIMESTRE

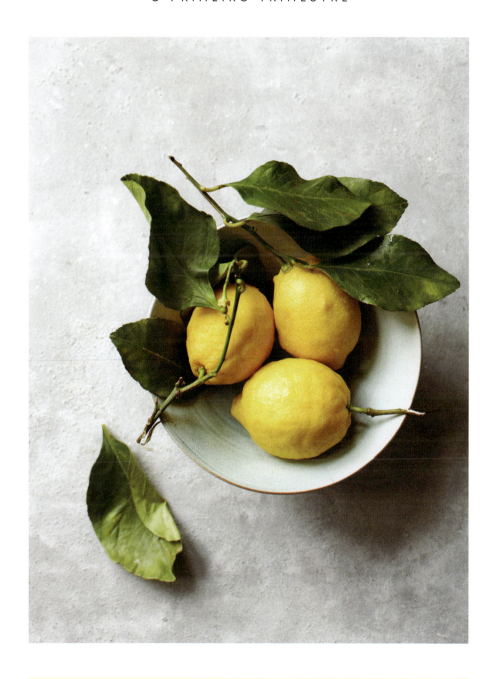

MEDITAÇÃO

Minivarredura corporal

Durante a gestação, um fluxo constante de pensamentos pode tirar sua sensação de bem-estar. Este exercício simples, mas poderoso, acalma o cérebro, alivia a ansiedade e é uma ótima maneira de se conectar com o bebê em crescimento.

1
Sente-se confortavelmente em uma cadeira. Traga sua atenção ao topo da cabeça e lentamente comece a descer até a testa, com curiosidade.

2
Em seguida, mova o foco para as bochechas e a mandíbula. Deixe que a mandíbula se abra ligeiramente de modo que a língua fique atrás dos dentes superiores.

3
Expanda sua atenção até os ombros e deixe-os cair. Observe o meio das costas e a cadeira que a sustenta.

4
Traga a atenção ao ventre, onde o bebê em crescimento está serenamente encasulado, e depois mova o foco a cada uma das pernas.

5
Estenda a atenção aos pés. Observe sua conexão com a terra e a força da gravidade. Imagine todo o seu corpo irradiando uma bela luz branca, sentindo um profundo apreço pela sabedoria e inteligência interior do seu incrível corpo durante a gestação.

O PRIMEIRO TRIMESTRE

"Durante as pausas entre cada região do seu corpo gestante, sinta gratidão pelo incrível trabalho que ele realiza todos os dias."

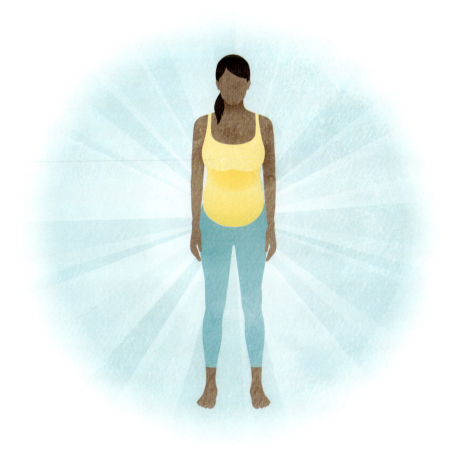

GESTAÇÃO CONSCIENTE

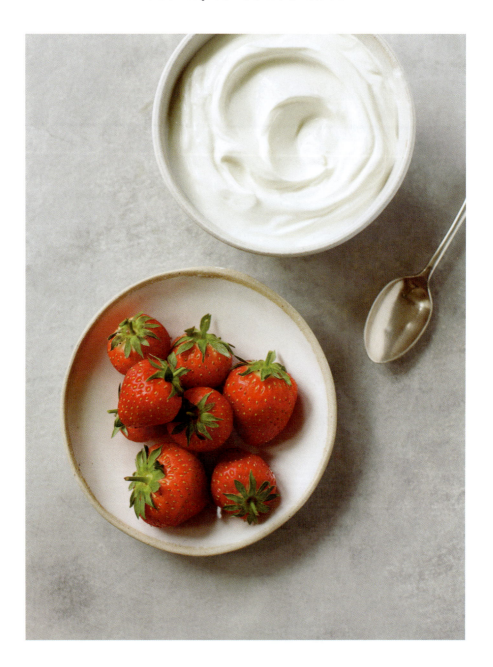

NUTRIÇÃO

Iodo e colina

A maioria das mulheres consome menos desses nutrientes importantes do que precisa, então pode ser necessário que você aumente sua ingestão. Ao fazer compras e planejar refeições, esteja atenta às maneiras de incluir uma maior quantidade desses nutrientes na dieta.

O iodo é importante porque produz os hormônios da tireoide, que são usados para regular todos os sistemas internos do bebê, incluindo o desenvolvimento do cérebro. Os **produtos lácteos** (especialmente o **leite**) e os **frutos do mar** (como o **bacalhau**, a **pescada** e o **linguado**) são boas fontes de iodo, sobretudo se adicionar **sal iodado** para dar sabor. Para um lanche nutritivo repleto de iodo, além de fibras e minerais, adicione um pouco de **alface-do-mar** (ulva) a uma salada uma vez por semana, ou torre algumas folhas com **sementes de gergelim**.

A colina é essencial para o desenvolvimento do cérebro do bebê. Boas fontes dessa substância incluem a **carne vermelha magra**, **peixes**, **frango**, **leguminosas** (feijão e ervilha), **ovos** e **oleaginosas**. O bacalhau fresco é uma saborosa opção de jantar rico em colina e, como não é um peixe oleoso, pode ser consumido mais de duas vezes por semana. Você também pode polvilhar **gérmen de trigo** em um **iogurte** ou cereal matinal ou adicioná-lo a um *smoothie* de frutas para aumentar seus níveis de colina.

MEDITAÇÃO

Banho consciente

Desfrutar de um banho consciente possibilita que você comece ou termine o dia sentindo-se mais fortalecida e presente. Você pode seguir estas etapas no ritmo que sua rotina permitir, conectando-se com o bebê enquanto se concentra em seu corpo.

1
Enquanto a água esquenta, respire fundo algumas vezes. Entre no chuveiro e envolva todos os seus sentidos.

2
Observe o som da água. Observe a temperatura da água em sua pele e aprecie o calor.

3
Respire o perfume do seu sabonete ou gel de banho favoritos e aprecie os luxos da vida.

4
Observe como a água morna lava a pele, nutrindo o corpo em mudança e o bebê em crescimento. Imagine-a eliminando qualquer tensão e estresse. Se sua mente divagar, parabenize-se por perceber que sua atenção mudou e relaxe novamente nas sensações calmantes de um banho quente.

5
Termine o banho sentindo apreço pela gestação e pelo crescimento do bebê, e com gratidão pelo seu corpo incrível.

O PRIMEIRO TRIMESTRE

"Tomar um banho consciente transforma uma tarefa rotineira do dia a dia em um ritual de reabastecimento."

NUTRIÇÃO

Vitamina D

A luz solar é a melhor fonte de vitamina D. Portanto, no inverno, você pode sentir deficiência dela. Contudo, a vitamina D é encontrada em vários alimentos, incluindo ovos e peixes oleosos, por isso é fácil aumentar seus níveis por meio da dieta.

A vitamina D nos ajuda a absorver a quantidade certa de cálcio e fosfato e ajuda os dentes, os ossos, os rins e o coração do bebê a desenvolverem-se no útero. Pesquisas também descobriram que as mulheres que tinham bons níveis de vitamina D tinham maior probabilidade de ter um parto sem complicações, diminuindo a chance de ter um bebê prematuro ou de precisar de uma cesariana. Você pode obter vitamina D a partir de vários alimentos, incluindo **gema de ovo**, **peixes oleosos** como **salmão**, **sardinha** e **arenque**, além de **suco de laranja** e **leite enriquecidos**.

A principal fonte de vitamina D é a luz solar. A deficiência dessa vitamina é bastante comum no norte da Europa, especialmente nos meses de inverno. Se puder sair ao ar livre por curtos períodos todos os dias, poderá aumentar os níveis de vitamina D sem suplementação. Um estudo realizado com adultos no Reino Unido sugere que até 13 minutos de exposição solar nos braços e nas pernas, três vezes por semana, mantêm níveis saudáveis de vitamina D. Se ficar exposta ao sol por mais tempo, use um protetor solar mineral para protegê-la dos danos do sol e, ao mesmo tempo, possibilitar a absorção de vitamina D.

O PRIMEIRO TRIMESTRE

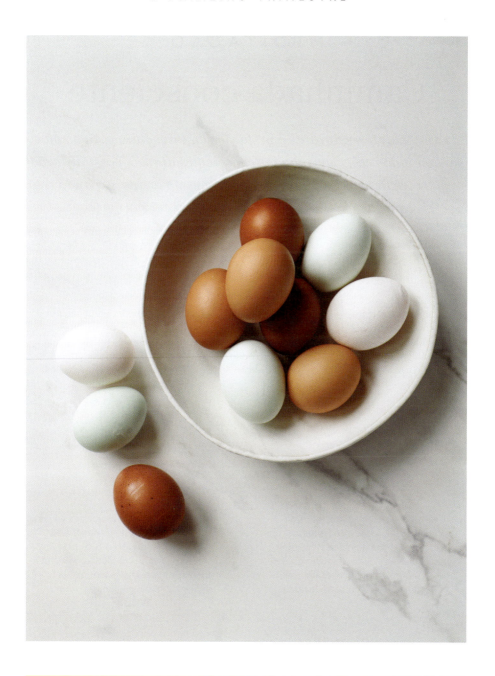

MEDITAÇÃO

Caminhada consciente

Exercícios leves durante a gestação são essenciais para a sua saúde e a do bebê. Caminhadas conscientes diárias possibilitarão que você desenvolva mais foco e, ao mesmo tempo, expanda a consciência do que está acontecendo em seu corpo.

1

Levante-se e respire fundo algumas vezes. Permita-se realmente experimentar como é estar em seu corpo.

2

Comece andando devagar, para poder efetivamente prestar atenção em todos os sutis movimentos envolvidos. Esteja atenta às diferentes sensações em seus pés: onde eles tocam o chão, a temperatura deles e a sensação dos sapatos. Concentre-se em seus pés por alguns passos.

3

Conecte-se com os músculos da panturrilha enquanto levanta e recoloca os pés no chão. Dê alguns passos. Observe como o joelho dobra e como um pé entra em contato com o chão enquanto o outro se levanta.

4

Ao caminhar, observe as sensações do seu corpo conforme os quadris se movem. Mantenha o foco nos movimentos da pelve. Sinta como um lado avança e depois o outro; um quadril levanta, enquanto o outro abaixa.

O PRIMEIRO TRIMESTRE

5

Observe como os braços balançam nas laterais do corpo. Concentre-se em seguida em seu ventre. O bebê está parado ou chutando, ativo ou quieto?

6

Observe a caixa torácica e como ela se eleva a cada respiração. Observe como os ombros se movem na direção oposta aos quadris.

7

Tome consciência de seu pescoço, dos músculos que sustentam a cabeça e da mandíbula. Termine concentrando-se no topo da cabeça.

GESTAÇÃO CONSCIENTE

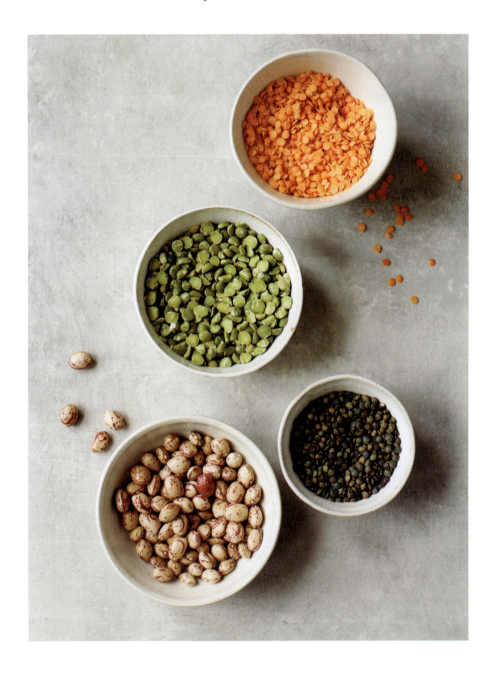

NUTRIÇÃO

O poder das proteínas

Certificar-se de que você está ingerindo uma quantidade suficiente de proteínas todos os dias pode ajudar a evitar problemas alimentares comuns na gestação, como desejo por carboidratos e níveis instáveis de açúcar no sangue, melhorando, assim, os níveis de humor e energia.

As proteínas são necessárias para o desenvolvimento do bebê, bem como para o transporte de oxigênio e a produção de anticorpos e hormônios essenciais. As melhores fontes de proteína são os **peixes**, as **carnes** e as **aves**, mas **ovos**, **leguminosas** e **lentilhas** também são boas fontes. Se o enjoo matinal estiver dificultando o momento das refeições, uma xícara de **caldo de osso** quente é uma bebida rica em proteínas e amiga do estômago.

Se quiser aumentar a ingestão de proteínas, mantenha alguns ovos cozidos na geladeira para um lanche rápido e saudável. Experimente algumas **sementes de abóbora**, **grão-de-bico** temperado ou **manteiga de amendoim** com fatias de maçã ou biscoitos integrais no lanche da manhã. Para um delicioso almoço ou jantar, misture manteiga de amendoim com iogurte de coco, molho de pimenta-doce e coentro para fazer um molho estilo tailandês para salada de frango.

YOGA

Prática e postura

A maioria dos especialistas em yoga recomenda praticá-la todos os dias, mas como uma gestante ocupada e provavelmente cansada, isso pode não ser muito realista no seu primeiro trimestre de gestação. Estes exercícios podem ser facilmente adaptados ao tempo e energia de que você dispõe.

O cansaço e os picos hormonais das primeiras semanas de gestação exigem uma abordagem gentil às mudanças do corpo, níveis de energia e emoções; portanto, permita-se abraçar e aceitar o descanso quando necessário. Algumas das posturas de yoga, como Círculos de quadril (*ver p. 72*) e Postura da montanha (*ver p. 69*), são mais energizantes do que outras, enquanto a Postura da criança (*ver p. 74*) é uma posição excelente para ajudar com a fadiga e as náuseas do primeiro trimestre.

"A yoga pré-natal trata da conexão consciente com a respiração, o corpo e o bebê – sem suar muito."

O PRIMEIRO TRIMESTRE

SEQUÊNCIA DE 20 MINUTOS

Comece a prática de yoga pré-natal com esta sequência leve. Se preferir, faça um ou dois exercícios pela manhã e algumas posturas mais relaxantes à noite.

01

POSTURA DA MONTANHA

Fique em pé, com os pés afastados na largura dos quadris e os pés firmemente posicionados sobre o tapete. Contraia suavemente os músculos abdominais do *core* a fim de estabilizar a pelve. Ao inspirar, alongue o tronco e o pescoço. As orelhas, os ombros, os quadris e os tornozelos devem estar alinhados. Mantenha por alguns minutos.

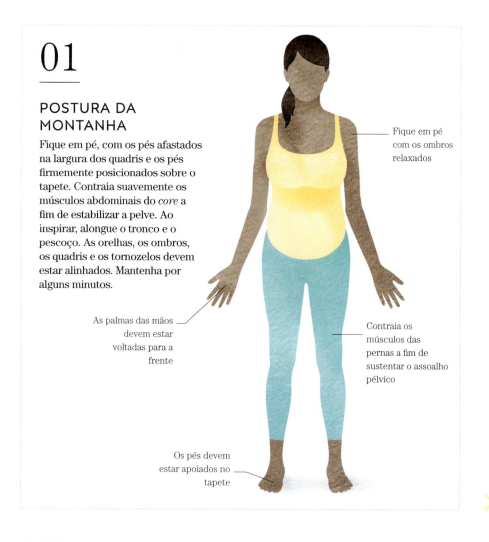

Fique em pé com os ombros relaxados

As palmas das mãos devem estar voltadas para a frente

Contraia os músculos das pernas a fim de sustentar o assoalho pélvico

Os pés devem estar apoiados no tapete

02

POSTURA FÁCIL

A partir da Postura da montanha, passe para a posição sentada. Sente-se ereta e com a coluna alongada. Cruze as pernas confortavelmente, trazendo os pés em sua direção. Abaixe os ombros, relaxe a mandíbula, leve as mãos ao ventre e relaxe a pelve. Feche os olhos. Inspire paz e expire preocupação – use esta respiração lenta para reduzir qualquer ansiedade.

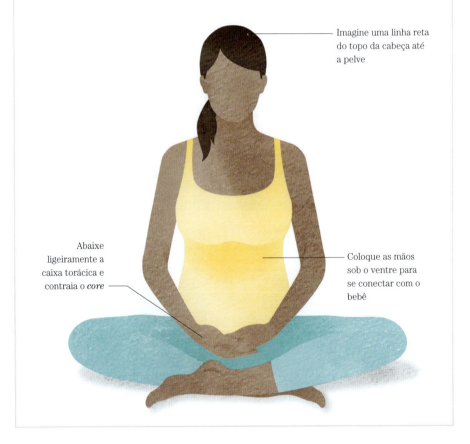

Imagine uma linha reta do topo da cabeça até a pelve

Abaixe ligeiramente a caixa torácica e contraia o *core*

Coloque as mãos sob o ventre para se conectar com o bebê

O PRIMEIRO TRIMESTRE

03

POSTURA DE MESA

A partir da Postura fácil, passe lentamente para a posição de quatro apoios sobre as mãos e os joelhos. Os joelhos devem estar afastados na largura dos quadris, com os pés diretamente atrás dos joelhos. Alinhe as palmas das mãos diretamente sob os ombros, com os dedos abertos. Olhe para baixo entre as mãos e retifique as costas. Pressione as palmas das mãos para baixo. Mantenha essa postura estabilizadora por alguns minutos.

APOIO SOBRE OS PUNHOS

Os hormônios da gestação podem ampliar os sintomas do túnel do carpo. Se a região estiver dolorida, apoie-se sobre os antebraços.

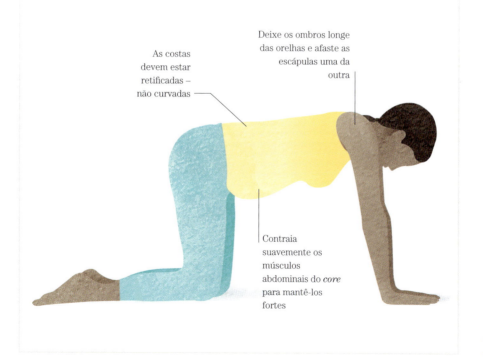

As costas devem estar retificadas – não curvadas

Deixe os ombros longe das orelhas e afaste as escápulas uma da outra

Contraia suavemente os músculos abdominais do *core* para mantê-los fortes

71

GESTAÇÃO CONSCIENTE

04

CÍRCULOS DE QUADRIL

A partir da Postura de mesa, respire fundo várias vezes e comece a mover suave e intuitivamente a pelve para trás em direção aos calcanhares, depois girando e para a frente em grandes círculos. Mantenha os cotovelos soltos para poder se mover mais profundamente nos círculos e, em seguida, mude a direção ou o tamanho dos círculos que está fazendo. Esse movimento suave ajudará a manter os músculos das costas fortalecidos durante a gestação. Continue por alguns minutos e depois retorne à Postura de mesa.

BONS PARA A FLEXIBILIDADE

Os Círculos de quadril estimulam a flexibilidade dos quadris e da região lombar e aliviam a dor nos ligamentos conforme os órgãos pélvicos começam a se deslocar.

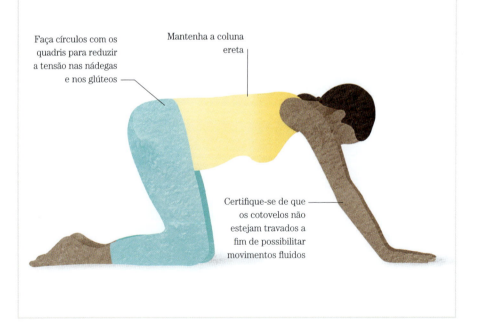

Faça círculos com os quadris para reduzir a tensão nas nádegas e nos glúteos

Mantenha a coluna ereta

Certifique-se de que os cotovelos não estejam travados a fim de possibilitar movimentos fluidos

O PRIMEIRO TRIMESTRE

05

POSTURA DO FILHOTE DE CACHORRO

A partir da Postura de mesa, leve as mãos até o topo do tapete, estenda totalmente os braços e abaixe a cabeça em direção ao tapete para trazer uma sensação de calma. Mantenha as mãos afastadas na largura dos ombros. Afaste os joelhos um pouco além da largura dos quadris. Pressione as palmas das mãos no chão enquanto mantém as nádegas elevadas. Fique nessa postura por até um minuto, respirando lenta e profundamente na parte superior e inferior das costas e sentindo a liberação de qualquer tensão na parte superior do corpo. Saia dessa postura relaxante lentamente e com atenção, retornando à Postura de mesa.

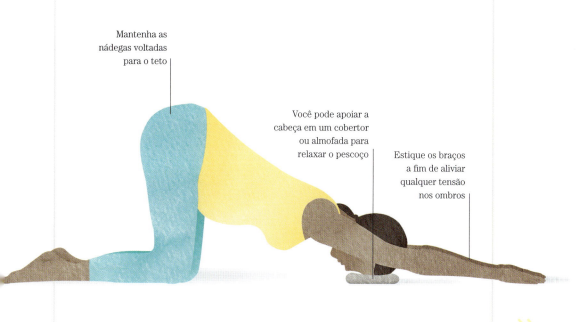

GESTAÇÃO CONSCIENTE

06

POSTURA DA CRIANÇA

A partir da Postura de mesa, junte os dedões dos pés e afaste os joelhos o máximo que for confortável. Relaxe lentamente os quadris em direção aos calcanhares e estenda os braços em direção à frente do tapete. Deixe a testa repousar suavemente no tapete. Você pode alongar os braços à frente ou dobrá-los na altura do cotovelo. Esta é uma das melhores posições de relaxamento, então descanse alguns minutos e conecte-se à sua respiração e ao bebê.

ALIVIA NÁUSEAS
A Postura da criança é uma posição muito estimulante e excelente para ajudar com a fadiga e os enjoos matinais do primeiro trimestre.

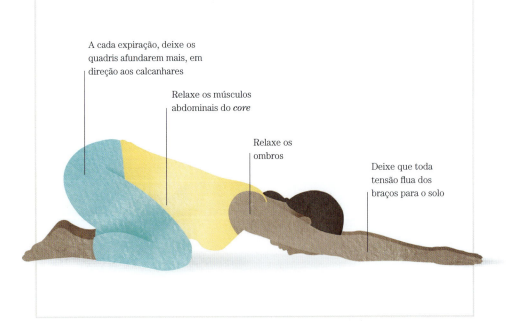

A cada expiração, deixe os quadris afundarem mais, em direção aos calcanhares

Relaxe os músculos abdominais do *core*

Relaxe os ombros

Deixe que toda tensão flua dos braços para o solo

07

POSTURA DE DESCANSO

A partir da Postura da criança, role lentamente para o lado e depois deite de costas. Coloque almofadas sob o pescoço e os joelhos para apoiá-los. Deixe os braços e os pés relaxarem para fora, com as mãos abertas. Cubra-se com um cobertor quente, se desejar. Reserve até 10 minutos para respirar profundamente, acompanhando a inspiração à medida que ela se move pelo corpo, relaxando cada músculo. O descanso é importante neste trimestre, então reserve um tempo para dedicar-se a esta postura. Quando estiver pronta, sente-se lentamente e depois fique em pé.

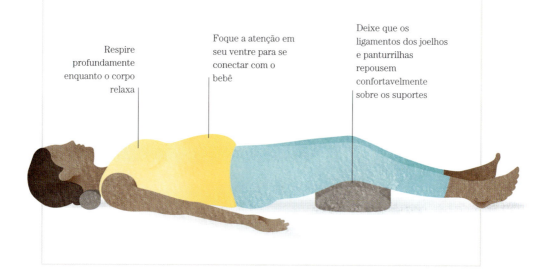

Respire profundamente enquanto o corpo relaxa

Foque a atenção em seu ventre para se conectar com o bebê

Deixe que os ligamentos dos joelhos e panturrilhas repousem confortavelmente sobre os suportes

O SEGUNDO TRIMESTRE

As semanas de 13 a 27 são um momento muito emocionante, pois sua barriga cresce visivelmente e você sentirá os primeiros chutes do bebê. À medida que sua energia retorna e possíveis enjoos diminuem, este é um bom momento para se concentrar na nutrição ideal, na meditação e nos movimentos conscientes, como a yoga pré-natal ou a caminhada consciente.

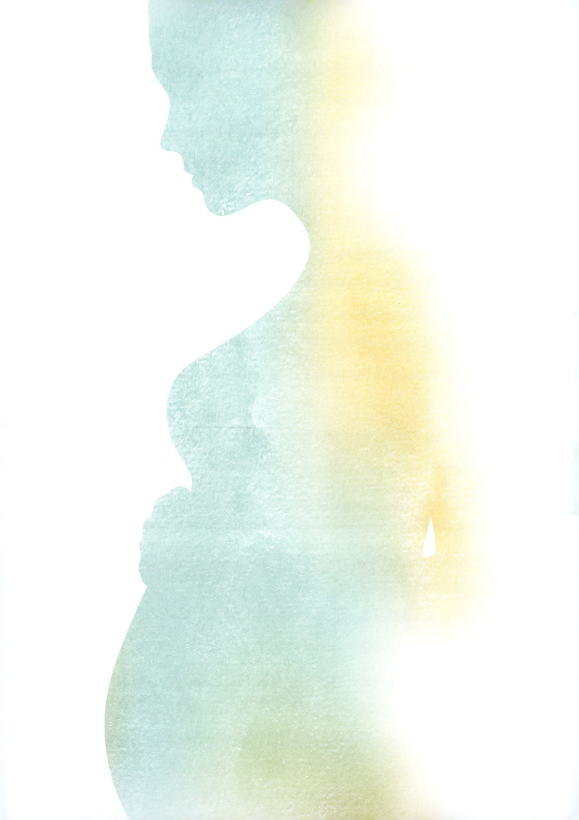

INTRODUÇÃO
O que está acontecendo?

Bem-vinda ao segundo trimestre de gestação – um momento de resplendor e crescimento! A respiração consciente e meditações curtas ao longo do dia irão ajudá-la a se sentir mais calma e mais equilibrada emocionalmente à medida que o crescimento do bebê acelera.

É provável que sua barriga já esteja aparecendo, seu cabelo provavelmente está ficando espesso e brilhante e finalmente é hora de contar a todos a boa notícia. Com o retorno de mais energia e, com sorte, o fim dos enjoos matinais, o segundo trimestre é considerado, com frequência, o "melhor momento" da gestação.

A maioria das futuras mamães está se sentindo menos cansada agora, então este é um ótimo momento para se concentrar em exercícios regulares e suaves e continuar consumindo alimentos saudáveis e nutritivos (*ver p. 24*). A gestante também pode se sentir mais sexy neste trimestre – mas não se preocupe, você não machucará o bebê.

Combinar boa alimentação e exercícios leves irá ajudá-la a minimizar os desconfortos da gestação mais comuns durante este trimestre, como dor nas costas, constipação intestinal (*ver p. 94*), azia (*ver p. 84*) e baixos níveis de ferro (*ver p. 86*).

> "A parte mais emocionante deste trimestre é sentir os primeiros e incríveis chutes do bebê."

O SEGUNDO TRIMESTRE

Tudo sobre você

O segundo trimestre é um bom momento para se concentrar tanto nos exercícios de hipnoparto (*ver p. 96*) quanto nas técnicas de meditação (*ver p. 84 e p. 88*).

Essas práticas complementares têm um efeito cumulativo, portanto, quanto mais você praticá-las durante a gestação, mais você e o bebê poderão aproveitar os benefícios de uma gestação mais tranquila e agradável.

Este trimestre também é o momento ideal para tirar férias, pois você se sentirá mais confortável durante a viagem. A próxima provavelmente já será com o bebê, então aproveite esses momentos de descanso e relaxamento com seu parceiro(a), reservando um tempo para se relacionar e se conectar, além de fazer planos para a chegada do bebê.

Tudo sobre o bebê

No segundo trimestre, os órgãos reprodutivos do bebê estão se formando e você poderá ver em um exame se está esperando um menino ou uma menina. Também poderá vê-lo chupando o polegar.

O sentido da audição do bebê está começando a se desenvolver; ele é capaz de ouvir seus batimentos cardíacos, o que é reconfortante para ele antes e depois do nascimento. Se

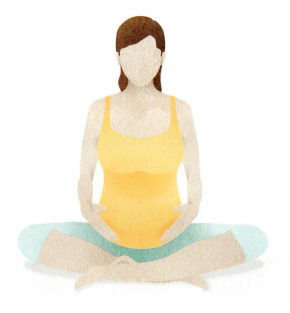

você cantar canções de ninar para o bebê durante a gestação, ele reconhecerá a melodia e sua voz depois de nascer. Cantar para ele também libera oxitocina, o que ajuda a fazer com que vocês dois se sintam bem.

Olhando adiante

Embora possa parecer que a data do parto está longe, este é o momento perfeito para começar a considerar as opções de parto; por isso, não se esqueça de agendar a participação em uma palestra pré-natal e pensar em contratar uma doula. O teste ao escolher uma doula é perguntar a si mesma como você se sentiria se ficasse presa em um elevador com essa pessoa por 24 horas. Confie na sua intuição e procure uma conexão com esse importante membro da sua equipe de parto.

Seu assoalho pélvico

É muito normal preocupar-se com o assoalho pélvico e o sensível períneo durante o trabalho de parto. Contudo, existem maneiras de aumentar a força e a flexibilidade do assoalho pélvico, o que facilitará sua recuperação depois do parto. Os músculos do assoalho pélvico agem como uma "rede", sustentando a bexiga, o intestino e o útero. Os hormônios da gestação e o peso crescente do bebê exercem pressão sobre o assoalho pélvico; além disso, a intensa fase de empurrar do trabalho de parto pode deixar algumas novas mães com alterações temporárias no assoalho pélvico.

Para o trabalho de parto, você precisa de um assoalho pélvico flexível, relaxado e com bom suporte, e isso começa com o alongamento dos músculos. É comum ouvir falar dos "Exercícios de Kegel" e dos exercícios de "fortalecimento" do assoalho pélvico, mas se os músculos das nádegas (glúteos) não estiverem sendo exercitados, isso aumenta os problemas do assoalho pélvico. O ideal é combinar exercícios do assoalho pélvico (*ver ao lado*) com agachamentos (*ver p. 107*) todos os dias – os benefícios serão colhidos até muito tempo depois do parto.

"Este é o momento perfeito para cultivar a calma, com atenção plena às atividades diárias."

EXERCÍCIOS PARA O ASSOALHO PÉLVICO

Incorpore exercícios para o assoalho pélvico à sua rotina diária; por exemplo, faça-os sempre que escovar os dentes, para não ter que se preocupar em realizá-los ao longo do dia.

1

Você pode ficar em pé ou sentada para este exercício. Comece com uma respiração lenta e focada. Concentre-se nos músculos do assoalho pélvico (aqueles que você usa para interromper no meio o fluxo urinário).

2

Imagine que os músculos do assoalho pélvico são um elevador. As portas se fecham e o elevador sobe ao primeiro andar, depois ao segundo andar e, finalmente, ao terceiro andar. Sintonize-se com seu corpo.

3

Contraia lentamente o assoalho pélvico, levantando os músculos para dentro e para cima, lembrando-se de respirar. Continue levantando, parando conscientemente por cinco segundos em cada "andar".

4

Ao chegar ao terceiro andar, faça uma pausa de cinco segundos e, em seguida, solte lentamente os músculos (não solte de uma vez) enquanto desce andar por andar. Pode ser difícil segurar a contração no início; então, se necessário, aumente para cinco segundos e, por fim, até cerca de oito segundos. A respiração lenta e concentrada ajuda na prática deste exercício.

5

Repita este exercício várias vezes ao dia, por exemplo, ao se maquiar, ao praticar yoga, ou mesmo ao cozinhar.

NUTRIÇÃO

Gorduras saudáveis

Ao entrar no segundo trimestre, seu apetite deverá retornar. Cerca de 25 a 35% das calorias diárias devem provir de gorduras – escolha cuidadosamente o tipo certo de gorduras e óleos naturais e saudáveis para obter o máximo de benefícios.

Gorduras e óleos fornecem energia e também contêm vitaminas A, D, E e K, bem como ácidos graxos essenciais. Os ácidos graxos ômega-3 são especialmente benéficos para o cérebro e o sistema nervoso do bebê. Alimentos como **oleaginosas**, **sementes**, **abacates** e **óleos** são boas fontes de gordura insaturada.

Salmão selvagem, **truta**, **sardinha**, **cavala** e **gema de ovo** são particularmente ricos em ácidos graxos ômega-3, enquanto **soja**, **milho** e **óleos vegetais**, oleaginosas e sementes são ricos em ácidos graxos ômega-6.

Aumente a ingestão de ômega-3 cozinhando com **óleo de abacate** ou usando-o para temperar saladas. Adicione um pouco de frutas secas a uma salada ou iogurte na hora do almoço, incluindo **nozes**. As sardinhas são uma maneira fácil de aumentar a ingestão de ômega-3 (mas não devem ser consumidas mais de duas vezes por semana). Se você não gosta de peixe, considere tomar um **suplemento de óleo de peixe** para garantir a obtenção de uma quantidade suficiente de ômega-3.

O SEGUNDO TRIMESTRE

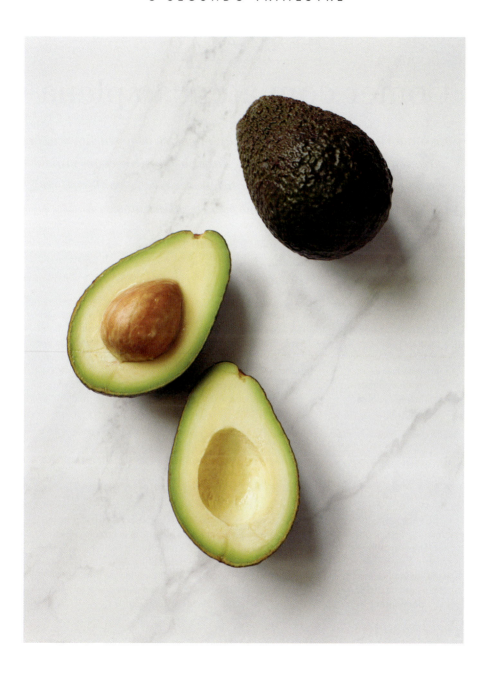

MEDITAÇÃO

Comer com atenção plena

Com o retorno do apetite no segundo trimestre de gestação, a azia pode ser uma visita indesejável. Fazer as refeições com mais atenção e apreciação pode ajudar a reduzir a azia conforme você desacelera e mastiga mais os alimentos.

1
Desligue a TV, o celular e evite realizar outras tarefas, pois você perderá os sinais de que está satisfeita. Olhe para a comida e respire seu aroma.

2
Mastigue devagar e preste atenção ao sabor, textura e cheiro da comida. Observe como a língua move a comida por toda a boca.

3
Observe a vontade de engolir surgindo, fique com essa sensação por um momento e depois engula. Dê outra pequena mordida e continue com atenção.

4
Se você acha que comer devagar é difícil, coloque os talheres sobre a mesa entre cada garfada ou use o garfo com a mão não dominante.

5
Ao comer, pense em todas as pessoas envolvidas em trazer esse alimento à sua mesa e agradeça-lhes mentalmente. Depois do exercício, observe como isso diferiu da sua experiência habitual de alimentação: você estava totalmente envolvida no momento presente e nada mais importava além desse momento de atenção plena.

O SEGUNDO TRIMESTRE

"Apreciar plenamente a comida que você consome pode lhe ajudar a fazer escolhas mais saudáveis para nutrir o bebê."

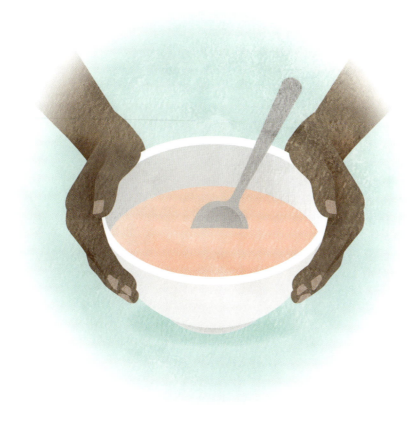

GESTAÇÃO CONSCIENTE

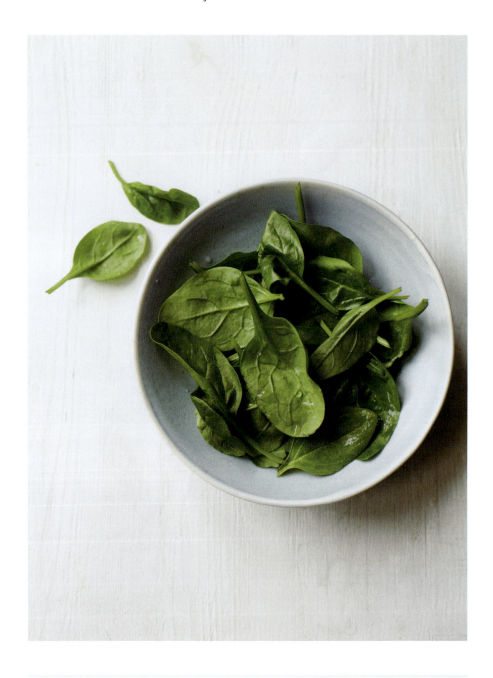

NUTRIÇÃO

Ferro

Crucial para o desenvolvimento das células e dos órgãos do bebê, o ferro também é necessário para a placenta. Durante a gestação, o volume sanguíneo materno aumenta, por isso você (e o bebê) precisa de mais ferro para produzir glóbulos vermelhos.

Para começar um dia rico em ferro, adicione algumas **ameixas** ou **uva-passa** ao cereal matinal e saboreie com um copo de suco de laranja sem açúcar. A **carne vermelha** é uma excelente fonte de ferro, por isso, o ideal é combinar boas fontes vegetais e animais – por que não comer um **bife** com **folhas verdes** ou **folhas de espinafre baby**? Se você não come carne, considere adicionar ainda mais fontes de ferro vegetais à dieta, como **leguminosas** e **ervilhas**. Para um lanche rico em ferro, experimente **sementes de abóbora**, **castanha-de-caju** ou **alguns damascos** ou **figos secos**.

Se estiver com falta de ferro, combine-o com vitamina C para melhorar sua absorção – tome-o com suco de laranja ou inclua tomates para uma refeição rica em ferro. Evite bebidas com cafeína nas refeições, pois elas inibem a absorção de ferro. Se optar por um suplemento de ferro, observe que, às vezes, ele pode causar desconfortos digestivos, sendo a constipação o efeito colateral mais comum (*ver também p. 94*). Se isso ocorrer, converse com seu médico.

MEDITAÇÃO

Casulo de calma

Ao notar os primeiros e mágicos chutes do bebê durante este trimestre, você poderá aprofundar a conexão com ele ao longo de cada dia. Junte-se ao bebê sempre que quiser – nesse espaço privado, um refúgio de serenidade.

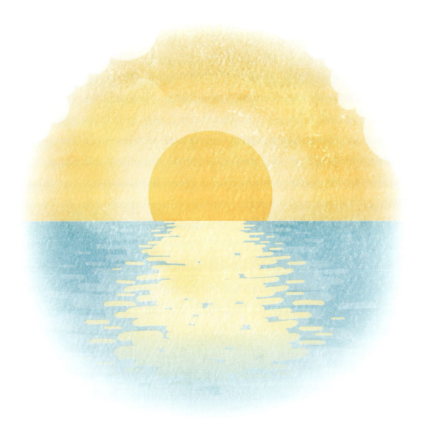

1

Sente-se ou deite-se de modo confortável e concentre-se simplesmente na respiração. Inspire confiança e expire estresse. Inspire amor e expire preocupação.

2

Imagine que uma bela luz está logo acima da sua cabeça. Essa luz que irradia bem-estar desce sobre sua cabeça, relaxando a testa, antes de se deslocar em direção aos ombros. Está envolvendo você em um manto de tranquilidade e proteção. Cobre você por completo, girando suavemente à sua volta – um casulo luminoso de paz e calma.

3

Dentro desse casulo tudo está quieto e calmo, como no olho de um furacão. Você pode entrar nesse casulo sempre que precisar. Deixe todo ruído e distrações para trás. Esse é o seu santuário – tudo o que existe aqui é a sua respiração suave e o bebê.

4

Se perder o foco na respiração, direcione delicadamente a atenção de volta à respiração.

5

Concentre-se em experimentar essa calma profunda. Você pode levar esse santuário de calma interior e confiança consigo ao longo do dia. Sempre que precisar entrar nesse santuário, apenas repita para si mesma: "Casulo de calma... casulo de calma" e respire lenta e profundamente algumas vezes enquanto é envolvida por aquela luz radiante de paz e consciência compassiva.

REMÉDIOS NATURAIS

Óleo de coco para massagem

A massagem diária com óleo de coco nutre a pele, pode ajudar a reduzir estrias e vai aliviar eventuais coceiras. Comece esta prática consciente no segundo trimestre e continue ao longo da gestação.

A massagem é uma forma calmante e estimulante de se conectar com seu corpo durante a gestação e promove a liberação de oxitocina, um poderoso hormônio do bem-estar que você e o bebê experimentam durante uma massagem. Conforme sua barriga começa a crescer, a massagem abdominal suave é uma forma simples de criar laços com o bebê – na verdade, muitas mães relatam sentir o bebê chutar quando massageiam o ventre nos últimos trimestres. Esta é uma prática estimulante que você e seu parceiro podem fazer juntos. Coloque uma música e conversem com o bebê durante a massagem – ele aprenderá a reconhecer suas vozes.

Para a massagem, sente-se entre as pernas do seu parceiro ou sente-se ereta na cama apoiada por muitos travesseiros. Aplique **óleo de coco** ou **de amêndoa doce** nas mãos e, em seguida, mova lentamente as palmas das mãos para cima a partir do osso púbico e ao redor do ventre, massageando suavemente em círculos, com respiração lenta e focada.

O SEGUNDO TRIMESTRE

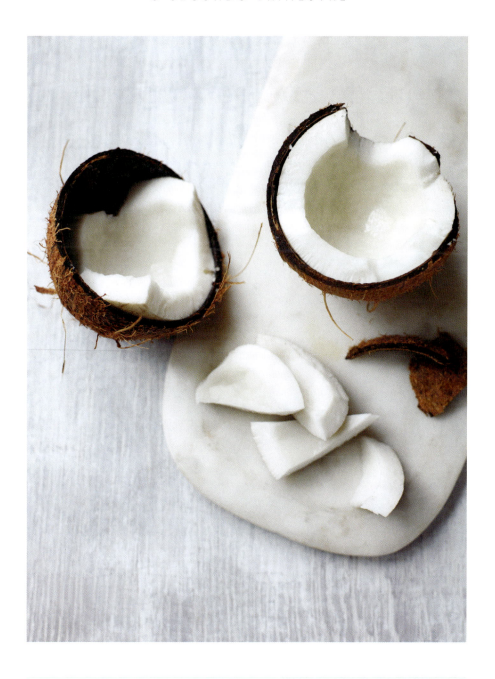

RESPIRAÇÃO

Som de abelha zumbindo

Conforme seu corpo continua mudando, pratique esta técnica simples de respiração todos os dias para manter a mente calma e clara. Ela traz sangue rico e oxigenado para o bebê, além de produzir uma vibração tranquilizadora.

1

Sente-se em uma posição confortável. Faça algumas respirações profundas e purificadoras ou suspire alto enquanto se acalma.

2

Quando estiver pronta, na próxima respiração cuidadosa, inspire profundamente e, ao expirar pelo nariz, faça o zumbido de uma abelha, baixo e contínuo. Você sentirá a vibração por todo o seu corpo, assim como o bebê no útero.

3

Inspire e expire, fazendo um zumbido nasal a cada expiração.

4

Continue por algumas respirações, até se sentir completamente relaxada, calma e tranquila. Se usar essa técnica agora, o bebê se familiarizará com ela, e a técnica poderá então ser usada para acalmá-lo depois do nascimento, emitindo um zumbido enquanto o acaricia.

O SEGUNDO TRIMESTRE

"Se estiver se sentindo sobrecarregada, feche os olhos e tape os ouvidos para poder se concentrar apenas no zumbido."

NUTRIÇÃO

Fibras

A ação dos intestinos fica mais lenta quando se está grávida. É importante que você consuma uma quantidade suficiente de fibras para evitar que ele desacelere demais, causando constipação, um desafio gastrintestinal comum neste trimestre.

Você pode minimizar o risco de ficar constipada com algumas mudanças simples na dieta, bem como praticando exercícios regulares e mantendo uma hidratação adequada. Comece adicionando **farelo, oleaginosas, pães integrais, bolachas de água e sal** e **cereais** matinais integrais com baixo teor de açúcar à dieta. Aumente lentamente a quantidade de fibras, para que seu corpo se adapte suavemente. **Frutas comuns** e **frutas vermelhas** também são ótimas opções. Os **figos** e as **peras** são ricos em fibras e outros nutrientes essenciais e muitas vezes são esquecidos. Comece o dia com um café da manhã repleto de **aveia** e suas fibras com fatias de pera e **framboesas**, o que também ajudará a manter a glicemia sob controle.

Está com fome? Experimente **edamame** liofilizado, uma pequena porção de **granola** sem açúcar ou um pouco de **pipoca** sem culpa e alguns pedaços de **chocolate amargo**. Você apreciará ainda mais essas "guloseimas" se saborear cada mordida. Pode ser tentador usar um laxante se estiver com constipação, mas consulte seu médico antes de fazê-lo.

O SEGUNDO TRIMESTRE

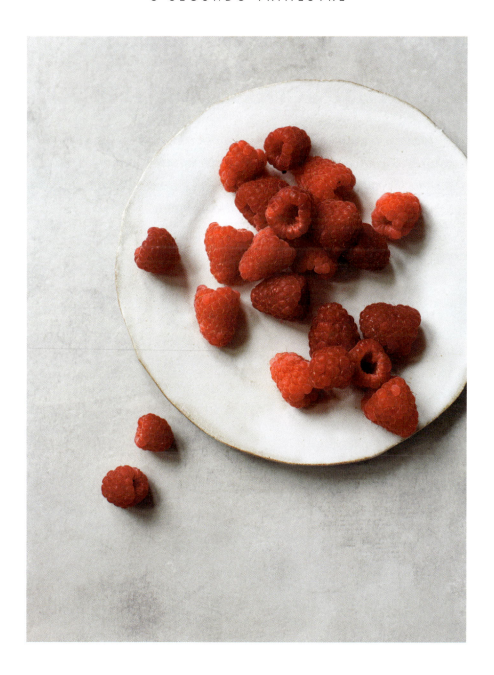

HIPNOPARTO
Afirmações positivas

Conforme a barriga cresce, você pode sentir uma ampla gama de emoções. Afirmações positivas ajudam a manter a mente elevada e focada. Escolha afirmações que ressoem em você (ver ideias ao lado) e repita-as diariamente.

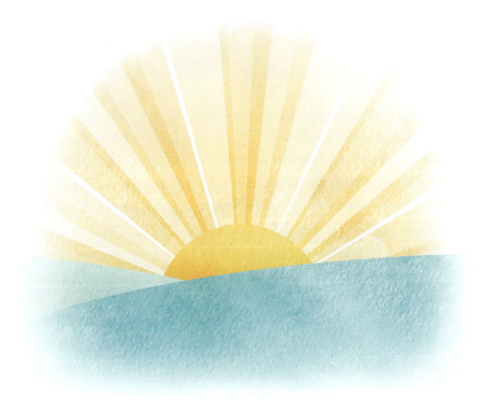

O SEGUNDO TRIMESTRE

Hoje eu escolho a alegria. Dou e recebo alegria generosamente.

Escolho conscientemente alimentos saudáveis e nutritivos.

Sou forte tanto na mente como no corpo.

Faço as escolhas certas para mim e para meu bebê, confiando em minha sabedoria interior.

Sinto-me ótima quando faço exercícios regularmente e cuido de mim mesma.

Estou preparada para qualquer caminho ao qual nossa jornada nos leve.

Amo e aceito meu corpo em mudança.

Falo gentilmente comigo mesma.

Meu bebê e eu merecemos um parto leve.

REMÉDIOS NATURAIS

Óleos essenciais para a insônia

As interrupções do sono são muito comuns durante a gestação, então descubra quais óleos essenciais são melhores para você e use-os como parte do relaxamento antes de dormir a fim de garantir uma boa noite de sono.

Encontrar o óleo essencial certo é crucial, pois alguns têm um efeito estimulante, dificultando ainda mais o sono. Os óleos mais populares e seguros para a gestação que têm efeito relaxante incluem os de **camomila-dos-alemães** e **camomila-romana**, **lavanda** (mas tome cuidado se você tiver hipotensão arterial) e **ylang-ylang**.

Adote uma rotina de sono que ajude a mente e o corpo a se acalmarem, como um banho quente com algumas gotas de óleo essencial e/ou uma massagem suave nos pés ou nas costas, talvez realizada por seu parceiro, usando óleos essenciais na loção de massagem. Você também pode colocar uma gota de lavanda em um lenço ao lado do travesseiro para ajudá-la a dormir. Fale com um aromaterapeuta especializado para encontrar a mistura para insônia mais eficaz e segura para você.

O SEGUNDO TRIMESTRE

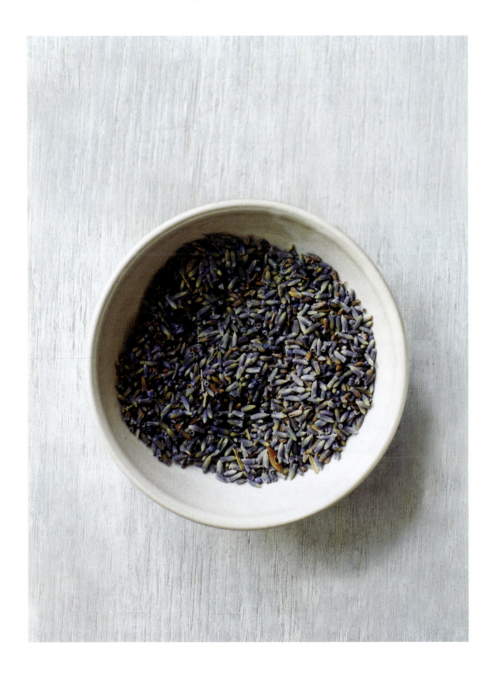

YOGA

Prática e postura

Como é provável que você tenha mais energia no segundo trimestre, este é o momento perfeito para estender sua sequência de yoga. Porém, seu corpo mudará rapidamente, então uma postura que parece fácil no início pode se tornar mais complicada mais tarde.

Este trimestre é a ocasião ideal para cultivar a consciência do momento presente com movimentos conscientes por meio da yoga. À medida que as mudanças físicas aceleram, concentre-se em desacelerar os movimentos da yoga para obter estabilidade e equilíbrio. Embora talvez você sinta que pode aumentar os níveis de atividade neste trimestre, o hormônio relaxina aumenta a flexibilidade do corpo durante a gestação; portanto, certifique-se de apoiar as articulações com o uso de blocos, almofadas ou cobertores para que você possa modificar as posturas de acordo com seu nível de conforto. Trabalhar com a respiração também é importante durante a prática para que você se torne mais fortalecida e centrada.

"Encare este trimestre com uma atitude de apreço pela inteligência do seu corpo."

O SEGUNDO TRIMESTRE

SEQUÊNCIA DE 30 MINUTOS

Uma gestação e maternidade conscientes significam incorporar essas práticas de yoga em sua agitada vida diária. Se o tempo estiver curto ou você estiver com pouca energia, divida a sequência de modo a praticar algumas das posturas em pé, sentada ou em quatro apoios ao longo do dia.

01

POSTURA DA MONTANHA

Fique em pé com os pés afastados na largura dos quadris e os braços nas laterais do corpo, com as palmas das mãos voltadas para a frente. Apoie bem os pés, garantindo que esteja bem equilibrada, pois seu centro de equilíbrio mudará conforme a barriga cresce. Ao inspirar, alongue o tronco e o pescoço. Mantenha a posição por alguns minutos.

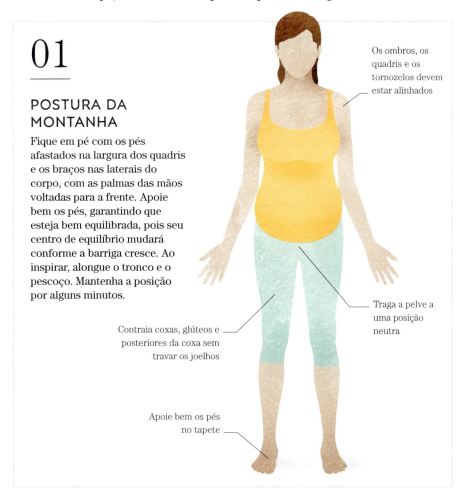

Os ombros, os quadris e os tornozelos devem estar alinhados

Traga a pelve a uma posição neutra

Contraia coxas, glúteos e posteriores da coxa sem travar os joelhos

Apoie bem os pés no tapete

GESTAÇÃO CONSCIENTE

02

GIRO EM PÉ I

Comece na Postura da montanha, certificando-se de que seus pés estejam afastados na largura dos quadris. Estique os braços formando um T. Respire fundo e, ao expirar, vire suavemente a parte superior do corpo para a direita. Siga com a cabeça, mas não torça o pescoço para olhar para trás. Repita lentamente de cada lado por várias respirações profundas. Concentre-se em desacelerar os movimentos de yoga neste trimestre para obter estabilidade e equilíbrio conforme a barriga cresce.

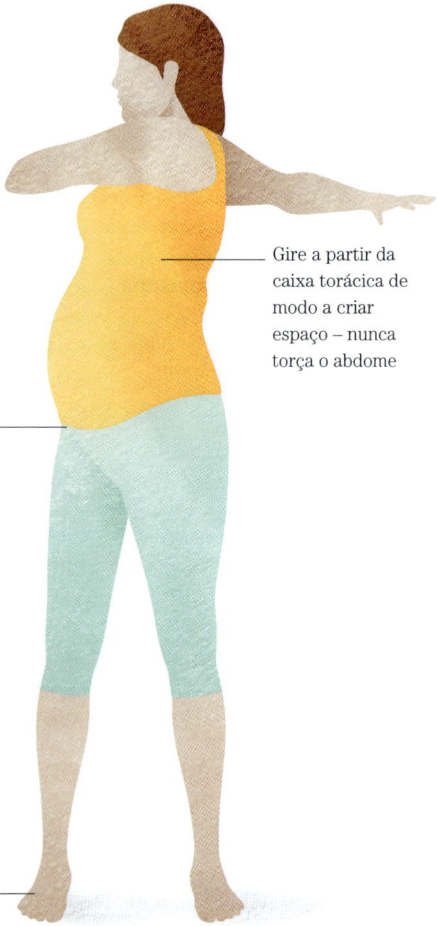

GIROS ENERGIZANTES

Esses giros suaves em pé reduzem o risco de constipação durante a gestação, estimulando o sistema digestório.

Gire a partir da caixa torácica de modo a criar espaço – nunca torça o abdome

Mantenha os quadris alinhados

Empurre os pés contra o chão

03

GIRO EM PÉ II

Gire para o lado e levante o braço da frente em direção ao teto, permitindo um alongamento suave dos braços e da caixa torácica. Ao girar, levante o calcanhar do tapete. Abaixe o braço de trás com a palma da mão voltada para baixo. Respire fundo. Ao expirar, gire lentamente de volta à posição inicial e abaixe os braços nas laterais do corpo. Repita por várias respirações de cada lado.

Acione os músculos do braço enquanto gira lentamente

Abra o tórax de modo a possibilitar uma respiração mais profunda

Alongue os músculos das pernas levantando o calcanhar do tapete

04

GIRO EM PÉ III

Comece na Postura da montanha e, em seguida, junte as palmas das mãos na frente do coração. Respire algumas vezes e imagine uma luz enchendo seu coração enquanto você inspira. Inspire enquanto gira suavemente a partir da caixa torácica para o lado e, em seguida, gire lentamente para a frente ao expirar. Repita no lado oposto.

As palmas das mãos devem ser pressionadas uma contra a outra, com os dedos voltados para cima

Não torça o abdome – concentre-se em girar a parte superior das costas e a caixa torácica

Mantenha os joelhos relaxados para que os tecidos moles possam flexionar

O SEGUNDO TRIMESTRE

05

GIRO EM PÉ IV

Ao inspirar, levante suavemente os braços acima da cabeça para alongar a parte superior do corpo e as costas, enquanto abre o tórax. Gire delicadamente para um lado. Expire lentamente ao retornar à Postura da montanha, deixando que seus braços flutuem para os lados. Repita do outro lado por várias respirações. Role os ombros para trás algumas vezes para terminar.

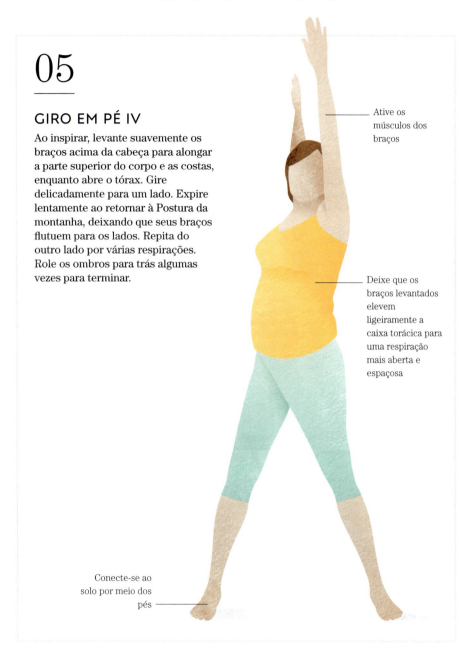

Ative os músculos dos braços

Deixe que os braços levantados elevem ligeiramente a caixa torácica para uma respiração mais aberta e espaçosa

Conecte-se ao solo por meio dos pés

105

06

POSTURA DO GUERREIRO

A partir da Postura da montanha, expire enquanto afasta os pés um do outro. Gire o pé esquerdo em 90 graus. Gire a parte superior do corpo de modo a seguir a direção dos dedos dos pés. Inspire e levante os braços. Expire e flexione o joelho esquerdo. Vire a cabeça de modo a seguir o corpo e mantenha por 20 segundos. Inspire, estenda o joelho e retorne à Postura da montanha. Faça uma pausa e repita do outro lado.

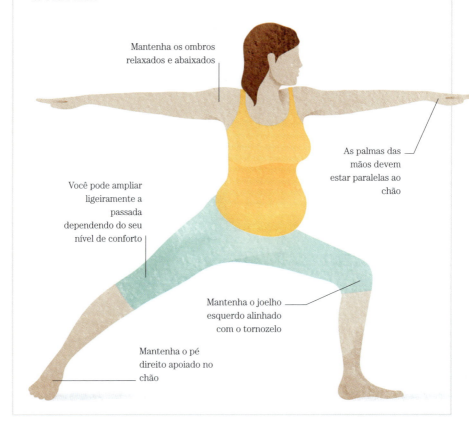

Mantenha os ombros relaxados e abaixados

As palmas das mãos devem estar paralelas ao chão

Você pode ampliar ligeiramente a passada dependendo do seu nível de conforto

Mantenha o joelho esquerdo alinhado com o tornozelo

Mantenha o pé direito apoiado no chão

O SEGUNDO TRIMESTRE

07

AGACHAMENTO

A partir da Postura da montanha, mova os pés de modo que fiquem afastados na largura dos ombros. Coloque um cobertor dobrado sob os calcanhares e dois blocos atrás de você. Incline os dedos dos pés em direção aos cantos do tapete e leve as mãos ao coração. Inspire enquanto abaixa lentamente os quadris sobre os blocos e expire enquanto se levanta. Contraia o assoalho pélvico. Repita três vezes. Essa postura mantém a força e a flexibilidade dos músculos do assoalho pélvico, quadris, glúteos e *core* conforme você descarrega mais peso sobre a pelve.

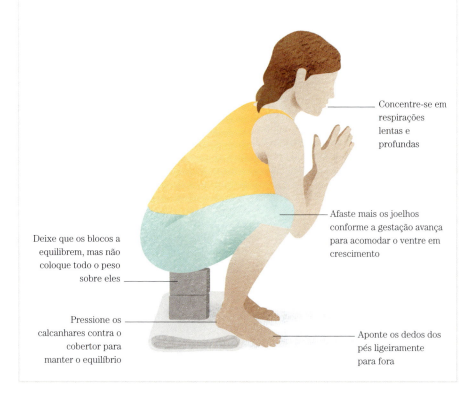

Concentre-se em respirações lentas e profundas

Afaste mais os joelhos conforme a gestação avança para acomodar o ventre em crescimento

Deixe que os blocos a equilibrem, mas não coloque todo o peso sobre eles

Pressione os calcanhares contra o cobertor para manter o equilíbrio

Aponte os dedos dos pés ligeiramente para fora

107

GESTAÇÃO CONSCIENTE

08 POSTURA DE MESA

Mova-se lentamente à posição de quatro apoios sobre as mãos e os joelhos: joelhos afastados, mãos alinhadas sob os ombros. Contraia o *core* de modo que as costas fiquem retificadas. Mantenha por várias respirações.

Os joelhos devem estar afastados na largura dos quadris

Pressione para baixo contra o tapete, com os dedos abertos e os cotovelos destravados

09 CÍRCULOS DE QUADRIL

Mova suavemente a pelve para trás em direção às panturrilhas e depois para a frente no sentido horário por pelo menos duas respirações e, em seguida, mova-se no sentido anti-horário.

A cabeça e o pescoço devem estar alinhados com a coluna

Comece com pequenos círculos nos quadris e depois amplie para um alongamento mais satisfatório

Mantenha os cotovelos soltos e destravados

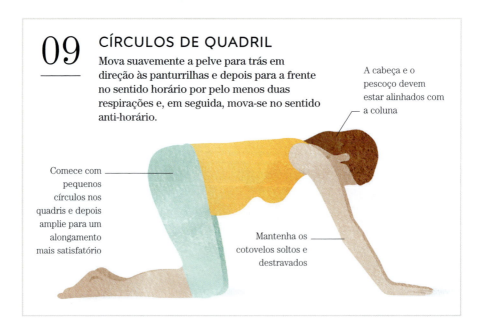

10 POSTURA DO GATO

A partir da Postura de mesa, expire lentamente e eleve as costelas. Arqueie as costas como um gato, aproximando o queixo do tórax. Retorne à Postura de mesa. Repita várias vezes.

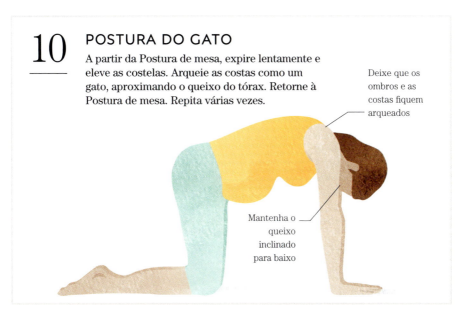

Deixe que os ombros e as costas fiquem arqueados

Mantenha o queixo inclinado para baixo

11 POSTURA DA VACA

A partir da Postura de mesa, puxe o umbigo em direção à coluna, mantendo a coluna alinhada com o pescoço. Isso ajuda a fortalecer os músculos das costas.

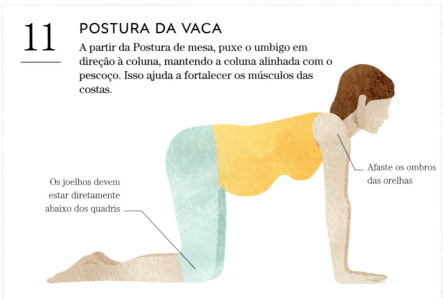

Afaste os ombros das orelhas

Os joelhos devem estar diretamente abaixo dos quadris

GESTAÇÃO CONSCIENTE

12

POSTURA DO CACHORRO OLHANDO PARA BAIXO

Esta é uma ótima postura de alongamento e fortalecimento para energizar você neste trimestre. A partir da Postura de mesa, pressione as mãos para baixo. Incline o cóccix para cima e coloque os dedos dos pés no chão. Levante os quadris, trazendo o tórax em direção às coxas. Deixe o peso voltar da frente do corpo para os quadris. Fique na postura por várias respirações. Para finalizar, expire, coloque os joelhos lentamente no tapete enquanto os ombros se movem para trás e retorne à Postura de mesa.

ADAPTAÇÃO

Se achar que essa postura é desafiadora para seu ventre, apoie-se em uma cadeira segura com as mãos, em vez de se curvar até o chão.

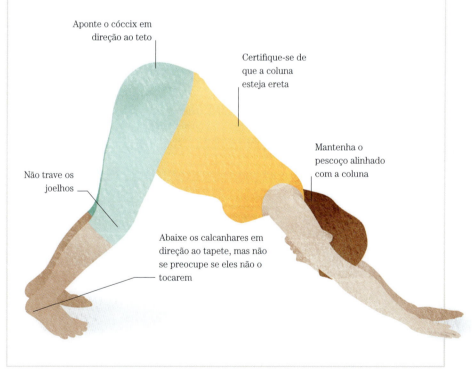

Aponte o cóccix em direção ao teto

Certifique-se de que a coluna esteja ereta

Mantenha o pescoço alinhado com a coluna

Não trave os joelhos

Abaixe os calcanhares em direção ao tapete, mas não se preocupe se eles não o tocarem

110

O SEGUNDO TRIMESTRE

13

POSTURA DO FILHOTE DE CACHORRO

A partir da Postura de mesa, caminhe com as mãos em direção ao topo do tapete; estenda totalmente os braços e abaixe a cabeça em direção ao tapete. Afaste os joelhos o suficiente para acomodar o ventre em crescimento. Pressione as palmas das mãos no tapete, mantendo as nádegas para cima. Você pode usar uma almofada ou travesseiro para apoiar a testa. Se os punhos estiverem doloridos, coloque os antebraços sobre blocos. Mantenha essa postura calmante e reconfortante por até um minuto e, em seguida, volte à Postura de mesa lenta e atentamente, movendo as mãos em sua direção.

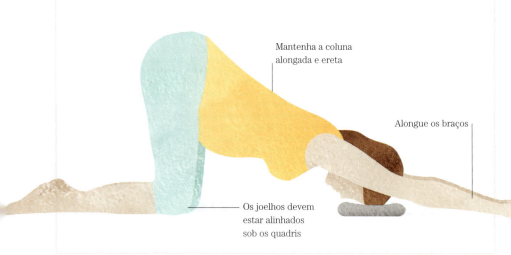

Mantenha a coluna alongada e ereta

Alongue os braços

Os joelhos devem estar alinhados sob os quadris

111

GESTAÇÃO CONSCIENTE

14

POSTURA DO POMBO I

A partir da Postura de mesa, coloque uma almofada à sua frente e deslize lentamente o joelho esquerdo para a frente, entre as mãos, e apoie-se no quadril esquerdo. Usando a mão para ajudá-la a posicionar-se, leve o pé esquerdo em direção ao quadril direito e, em seguida, alinhe ambos os quadris no chão e estenda a perna direita atrás de você. Se desejar, coloque um cobertor ou almofada sob a coxa esquerda de modo a manter os quadris abertos. Apoie os dedos das mãos na almofada para manter o equilíbrio, inclinando-se levemente para a frente. Fique nesta posição por várias respirações e depois repita do outro lado.

ALÍVIO DA DOR
A Postura do pombo ajuda a abrir os quadris, aliviando problemas comuns da gestação, como dor isquiática e tensão na região lombar e nas nádegas.

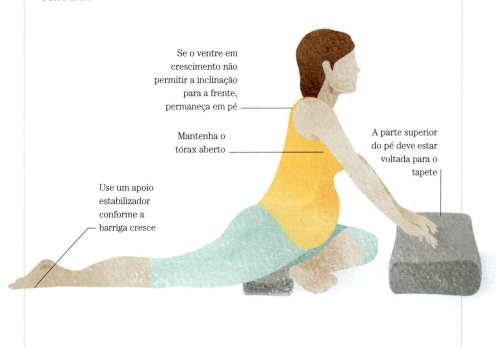

Se o ventre em crescimento não permitir a inclinação para a frente, permaneça em pé

Mantenha o tórax aberto

Use um apoio estabilizador conforme a barriga cresce

A parte superior do pé deve estar voltada para o tapete

15

POSTURA DO POMBO II

Experimente um alongamento mais profundo realizando uma expansão ainda maior da pelve, dos quadris e dos músculos da região lombar. A partir da Postura do pombo I, tente levar o pé esquerdo em direção ao ventre. Coloque os antebraços no tapete ou use uma almofada para elevar o chão até você. Inspire e expire várias vezes, deixando que os quadris afundem; depois retorne à Postura de mesa. Repita do outro lado.

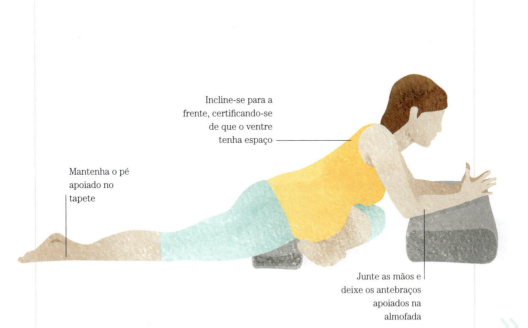

Incline-se para a frente, certificando-se de que o ventre tenha espaço

Mantenha o pé apoiado no tapete

Junte as mãos e deixe os antebraços apoiados na almofada

GESTAÇÃO CONSCIENTE

16

POSTURA DA CRIANÇA

A partir da Postura de mesa, junte os dedões dos pés e afaste os joelhos o máximo que for confortável. Relaxe os quadris em direção aos calcanhares e estenda os braços em direção à frente do tapete, colocando uma almofada sob o tórax e a cabeça. Dobre os braços na altura do cotovelo e abrace a almofada. Feche os olhos, descanse por alguns minutos e conecte-se ao bebê. Essa postura também é uma maneira ideal de relaxar antes de ir para a cama, combinando meditação, respiração e alongamento.

CALMANTE

Altos e baixos emocionais são comuns durante a gestação, então use esta postura calmante para nutrir, fortalecer e relaxar você.

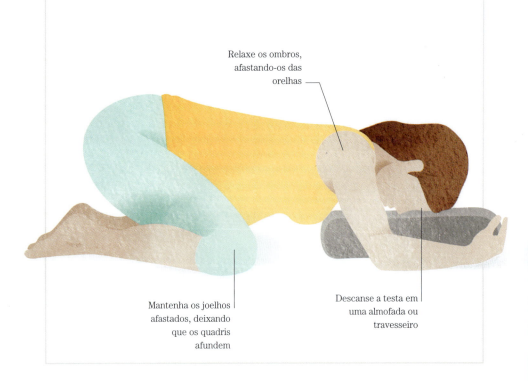

Relaxe os ombros, afastando-os das orelhas

Mantenha os joelhos afastados, deixando que os quadris afundem

Descanse a testa em uma almofada ou travesseiro

O SEGUNDO TRIMESTRE

17

POSTURA DE REPOUSO DEITADA DE LADO

A partir da Postura da criança, role lentamente para o lado esquerdo e estique as pernas. Coloque um travesseiro sob a cabeça e outro travesseiro ou cobertor entre as pernas; em seguida, mova a perna de cima para a frente. Coloque um cobertor enrolado atrás das costas e sob o ventre, se necessário. Feche os olhos e concentre-se na respiração ou em uma visualização. Fique na posição por cerca de 10 minutos, conectando-se com o bebê, depois saia dessa postura lentamente para evitar tonturas – primeiro sente-se e depois fique em pé.

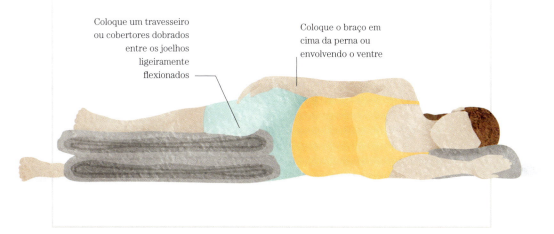

Coloque um travesseiro ou cobertores dobrados entre os joelhos ligeiramente flexionados

Coloque o braço em cima da perna ou envolvendo o ventre

"Essa postura relaxante acalma o sistema nervoso enquanto você descansa."

O TERCEIRO TRIMESTRE

As últimas semanas de gestação podem ser emocional e fisicamente intensas conforme seu corpo se prepara para a chegada do bebê. Como essas mudanças exigem uma abordagem mais lenta e objetiva da vida, você também tem uma maravilhosa oportunidade de se conectar com sua sabedoria interior durante a preparação para um parto positivo e consciente.

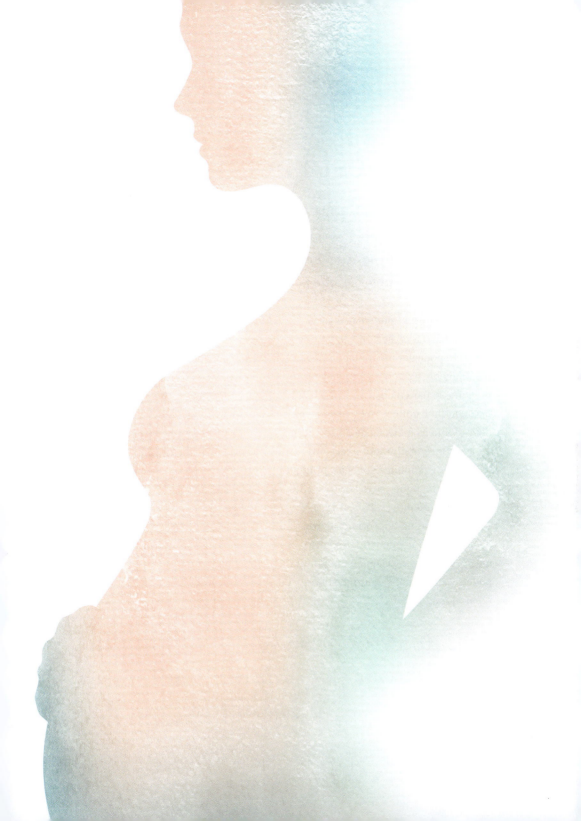

INTRODUÇÃO

O que está acontecendo?

Cultivar a calma por meio de práticas conscientes irá ajudar você a abraçar as grandes mudanças deste trimestre e prepará-la mentalmente para se tornar mãe, além de aliviar quaisquer preocupações que possa ter em relação ao parto.

À medida que a gestação avança, é natural que o foco se volte ao grande dia. Este pode ser um momento física e mentalmente exigente por causa da preparação para a chegada do bebê, mas continue com os exercícios leves e fique atenta às mensagens do seu corpo. Mime-se mesmo durante o terceiro trimestre. Tire muitas sonecas, pratique exercícios de hipnoparto (*ver pp. 132, 134 e 140*), medite (*ver pp. 122, 128 e 138*) e leia um ou dois ótimos livros. Faça do autocuidado e do descanso uma prioridade, especialmente porque pode ser difícil conseguir um sono reparador agora.

Se ainda não experimentou a felicidade da massagem durante a gestação, agora é a hora de fazê-lo. Uma massagem suave e cuidadosa alivia os músculos cansados e aumenta os níveis do hormônio do bem-estar, a ocitocina. Também é hora de outro tipo de massagem – a massagem perineal (*ver p. 130*). Se essa é a sua primeira gestação, você pode aumentar as chances de manter o períneo saudável (e, talvez, intacto) acostumando-se à sensação de alongamento do períneo antes do parto.

A respiração consciente será sua melhor amiga durante o trabalho de

"Este é um momento para cuidar de si mesma sem culpa – é bom para você e para o bebê."

O TERCEIRO TRIMESTRE

parto, então pratique bastante usando técnicas de respiração para minimizar quaisquer dores nas próximas semanas (*ver p. 126*).

Se deseja ter uma lembrança da gestação para homenagear o trabalho inspirador que seu corpo está fazendo, então um gesso de barriga é uma ótima ideia. Outra opção é fazer um ensaio fotográfico profissional.

Tudo sobre o bebê
Seu bebê está nos estágios finais de preparação para a vida fora do útero. O crescimento fetal desacelera nas últimas semanas, embora não pareça.

O bebê também acumula reservas de gordura marrom, que ele usa para se aquecer nos primeiros dias se ficar com frio (é por isso que os recém-nascidos não tremem).

O bebê está "praticando" movimentos respiratórios e pode até estar sonhando durante seus curtos ciclos de sono. Seu cabelo está começando a crescer, assim como as sobrancelhas e os cílios. O verniz caseoso, uma camada cerosa branca, recobre a pele do feto. Essa "manteiga do bebê" tem propriedades protetoras, por isso não há necessidade de retirá-la lavando a criança. A maioria dos bebês

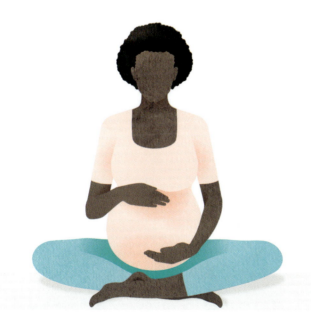

também assume uma posição de cabeça para baixo (vértice) nas últimas semanas, em preparação para a jornada que terá pela frente.

Preparar-se para um parto consciente
Um dos fatores mais importantes no modo como você vivencia o trabalho de parto, e como o bebê chega, é influenciado por quem você escolhe como seu profissional de saúde principal e onde você escolhe dar à luz. Um parto consciente pode acontecer no hospital, em casa ou em um centro de parto – todas são opções seguras para mães saudáveis.

Enquanto você continua cultivando uma abordagem consciente para o nascimento do bebê, considere todas as opções até sentir que o profissional de saúde e o local de nascimento escolhidos têm as habilidades, os recursos e as instalações para apoiar um parto consciente. No Brasil, os médicos obstetras são os principais profissionais recomendados para prestar cuidados pré-natais, durante o parto e no período pós-parto. [Além deles, você pode contratar enfermeira obstetra e/ou doula para te acompanhar em todas as etapas.] É importante encontrar um profissional de saúde que compartilhe da mesma abordagem consciente da gestação e do parto que você, então continue procurando até encontrar o profissional certo.

Um parceiro(a) de parto experiente e amoroso é essencial para um parto consciente. Ao escolher um parceiro (ou parceiros) para o parto, preste atenção ao tipo de energia que ele traz – será uma presença calma e afetuosa ou ansiosa? Ele deve propiciar o ambiente ideal e ser como uma rocha para você.

Certifique-se de que você e seu parceiro de parto participem de uma palestra detalhada para que se sintam prontos para receber o bebê juntos, com calma e confiança.

Leia também o capítulo sobre trabalho de parto (*ver pp. 158-189*) para que possa se sentir preparada, utilizando práticas conscientes.

"O que seu cérebro está fazendo durante o trabalho de parto é tão importante quanto o que seu corpo e o bebê estão fazendo."

PLANEJAMENTO À FRENTE

Organizar-se antes do parto facilitará a vida nas primeiras semanas com o bebê. Os recém-nascidos não precisam de muito, mas sentir-se preparada ajudará a acalmar os medos de última hora.

Prepare-se para o parto

Leia sobre o trabalho de parto (*ver pp. 158-189*) a fim de se sentir preparada para o parto e teste os equipamentos do bebê. Prepare uma bolsa de hospital (mesmo se estiver planejando um parto domiciliar) e não se esqueça de incluir quaisquer registros de hipnoparto, óleos essenciais (*ver p. 168*) e remédios homeopáticos (*ver p. 174*).

"Refeições prontas"

Abasteça o *freezer* com refeições saudáveis que estimularão a cicatrização e garantirão um bom suprimento de leite materno e de energia após o parto (*ver p. 198*).

Eventos noturnos

Promova eventos noturnos com seu parceiro. Combine um encontro com amigos, pois pode demorar um pouco até que você sinta vontade de socializar novamente.

Esteja preparada para alimentar o bebê

Compareça a uma aula de amamentação e a um grupo de apoio para se sentir mais confiante em relação à alimentação do bebê quando ele chegar.

Estude o sono do recém-nascido

Aprenda sobre o comportamento do recém-nascido, especialmente seus padrões de sono (*ver p. 192*), a fim de ter expectativas realistas.

Comunicação

Termine de definir suas preferências de parto e converse com o médico e seu parceiro sobre como gostaria de ser apoiada durante o trabalho de parto.

Organize-se

Elabore com seu parceiro um plano pós-parto. Divida as tarefas domésticas – lembrando que sua lista deve estar quase vazia!

Doula?

Se não tiver um parceiro para apoiá-la, considere contratar uma doula pós-parto, que cuidará de você ao se tornar uma nova mãe.

MEDITAÇÃO

Varredura de corpo inteiro

À medida que o fim da jornada da gestação se aproxima, reserve um tempo para aprofundar ainda mais a conexão com seu corpo e com o bebê. Aproveite esta varredura corporal apreciativa enquanto se prepara para dormir e observe como sua mente se acalma.

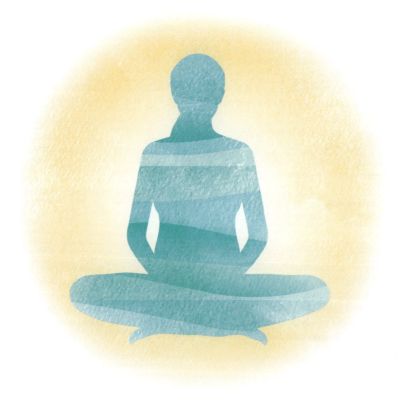

O TERCEIRO TRIMESTRE

1

Sente-se ou deite-se confortavelmente e feche os olhos. Concentre-se em quaisquer sensações nos dedos do pé direito. Imagine cada respiração fluindo para os dedos dos pés.

2

Mova o foco para a planta do pé direito e imagine cada respiração fluindo até o pé; repita com o tornozelo direito. Conforme pensamentos surgirem, deixe-os se afastar como uma nuvem no céu. Não há necessidade de seguir esses pensamentos, simplesmente traga sua consciência de volta àquele lugar de quietude onde você pode acessar tanta sabedoria.

3

Mova o foco para a panturrilha, o joelho, a coxa e depois o quadril. Repita a mesma sequência na perna esquerda. Suba pela parte inferior das costas e abdome e passe algum tempo observando os movimentos do bebê, conectando-se silenciosamente com ele. Observe a parte superior das costas, o tórax e os ombros, prestando atenção às áreas do corpo que podem estar desconfortáveis. Em seguida, concentre-se nas partes que estão relaxadas e confortáveis.

4

Mova o foco para os dedos da mão direita e, em seguida, suba para o punho, o antebraço, o cotovelo e o ombro. Repita no braço esquerdo e, então, mova a atenção para o pescoço, a garganta e a mandíbula.

5

Quando chegar ao topo da cabeça, imagine a respiração saindo do seu corpo, envolvendo você em calmaria. Reserve um momento de gratidão para apreciar todo o trabalho que seu corpo realiza e depois abra os olhos lentamente.

GESTAÇÃO CONSCIENTE

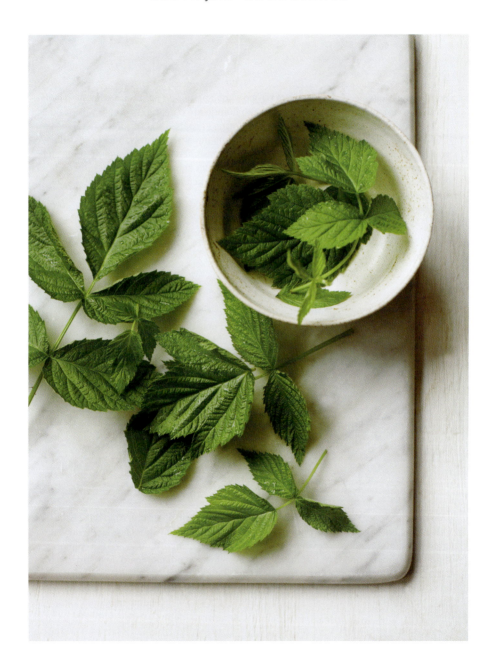

REMÉDIOS NATURAIS

Chá de folhas de framboesa

Este chá de ervas é um item básico para muitas gestantes e deve ser introduzido lentamente apenas a partir do terceiro trimestre. Na verdade, não induzirá o trabalho de parto, mas pode reduzir a necessidade de intervenção durante este período.

Acredita-se que o **chá de folhas de framboesa** tonifica os músculos do útero e encurta a fase de expulsão do trabalho de parto. Comece com apenas uma xícara por dia a partir do terceiro trimestre e veja como seu sistema digestório reage. Aumente para duas a três xícaras conforme a data do parto se aproxima. O chá também está disponível em forma de cápsula. No entanto, ainda não há consenso em relação a qual método confere mais benefícios.

Quando o clima está quente, por que não experimentar um **chá gelado de folhas de framboesa**? Despeje água fervente sobre quatro ou cinco saquinhos de chá e deixe em infusão por cinco minutos (ou mais, se preferir um sabor mais forte). Despeje o chá em uma jarra de vidro e deixe esfriar. Adicione uma xícara de água fria à jarra e guarde na geladeira. Beba como está ou experimente adicionar frutas, como rodelas de limão ou laranja. Outra opção é adicionar mel se preferir mais doce.

RESPIRAÇÃO CONSCIENTE

Respiração relaxante

O terceiro trimestre é o momento perfeito para começar a se concentrar na respiração lenta e intencional, então pratique este exercício todos os dias, se possível. Isso ajudará você a se sentir mais estável emocionalmente e será inestimável durante o trabalho de parto.

1
Fique em pé ou sente-se. Comece com a palavra "relaxe" e observe como ela é composta por três sílabas: "re", "la" e "xe".

2
Ao inspirar, pense "re"; ao expirar, pense "laxe". Tente alongar a expiração de modo que a segunda parte seja mais longa: "re-laaaaaaaaxe".

3
Mantenha a atenção focada apenas nesta palavra, repetindo lentamente a palavra "relaxe" em sintonia com a respiração.

4
Concentre-se novamente em prolongar a expiração; a inspiração ocorrerá por conta própria.

5
Imagine ler essas letras escritas na areia de uma praia de areia branca e quente. Ao inspirar, você vê ondas suaves se aproximando e passando pelas letras. À medida que expira, essa "onda" de respiração elimina quaisquer preocupações que possa ter. Pratique com frequência enquanto se prepara para um parto consciente.

O TERCEIRO TRIMESTRE

"Para obter melhores efeitos, combine as técnicas de respiração com imagens relaxantes."

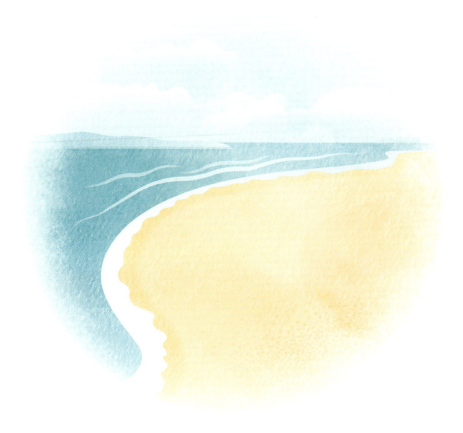

MEDITAÇÃO

Meditação de compaixão

O terceiro trimestre pode trazer à tona sentimentos desafiadores. Fazer uma meditação simples, amorosa e de bondade todos os dias significa que você é capaz de enfrentar essas emoções com o coração aberto e se sentir mais conectada com as pessoas ao seu redor.

1
Sente-se ereta e suavize o olhar ou feche os olhos. Concentre-se em sua respiração. Observe a pausa entre as respirações, e entre a inspiração e a expiração.

2
Passe alguns momentos recuperando a imagem de alguém que realmente a ama: seu parceiro, melhor amiga, um avô ou até mesmo um animal de estimação da família. Imagine que eles estão sentados ao seu lado e permita-se sentir profundamente o amor, a bondade e a compaixão deles por você. Aproveite esses sentimentos.

3
Ao sentir essas fantásticas emoções, imagine-se enviando a si mesma pensamentos positivos e amorosos. Diga a si mesma silenciosamente: "Que eu esteja saudável e bem. Que eu seja feliz. Que eu me sinta repleta de tranquilidade".

4
Em seguida, pense em alguém que é emocionalmente neutro para você. Imagine-se enviando-lhe as mesmas intenções positivas.

5
Agora lembre-se de alguém por quem você não sente afeto. Traga o foco de volta à sua respiração e repita as mesmas intenções positivas.

6
Por fim, envie as mesmas intenções para o mundo, ampliando seu círculo de compaixão a todos os seres. Repita silenciosamente: "Que todos os seres em todos os lugares estejam saudáveis e bem. Que todos os seres sejam felizes. Que todos os seres se sintam repletos de tranquilidade".

REMÉDIOS NATURAIS

Óleo de amêndoa para massagem perineal

A massagem perineal regular a partir da 36ª semana até o parto reduz o risco de laceração perineal durante o trabalho de parto. Faça-a por 10 minutos, algumas vezes por semana, usando óleo de amêndoa, que é hidratante e rico em vitamina E.

A massagem perineal estica suavemente a pele e os tecidos ao redor da abertura da vagina e do períneo e ajuda você a se acostumar com a sensação de alongamento dos tecidos perineais. Em um parto sem analgesia, essa sensação fornece *feedback* para você respirar lentamente e relaxar nas sensações breves, mas poderosas, em vez de ficar tensa e fazer mais força. Quanto mais lento e controlado for o surgimento da cabeça do bebê, menor será a probabilidade de ocorrência de lesões perineais.

Esfregue **óleo de amêndoa** ou qualquer **óleo orgânico sem perfume** nos dedos, nos polegares e na parte externa do períneo. Coloque os polegares 5 mm dentro da vagina. Pressione para baixo (em direção ao ânus) e para os lados até sentir uma leve sensação de queimação. Mantenha por um minuto. Com os polegares, massageie lentamente a metade inferior da abertura vaginal usando um movimento em forma de "U".

O TERCEIRO TRIMESTRE

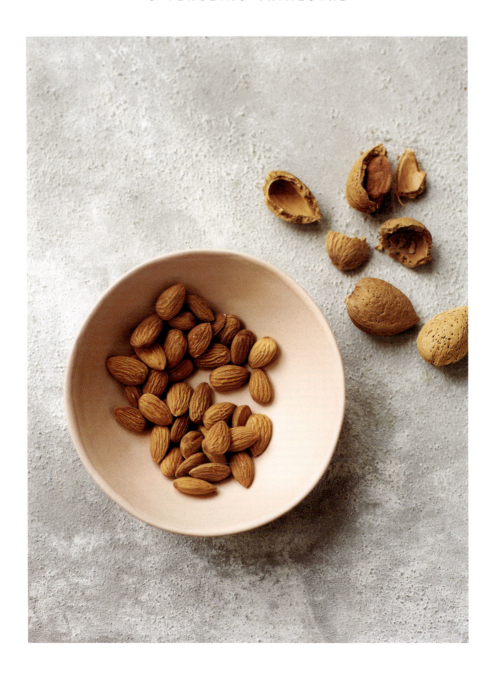

HIPNOPARTO

Visualização do nascimento

Se esta visualização toca você, acalme qualquer nervosismo lendo-a pelo menos uma vez por dia, adaptando as imagens à sua visão única de parto. Deixe as cenas acontecerem enquanto você se anima a conhecer o bebê.

1

Deite-se e respire fundo algumas vezes. Observe as sensações no interior do seu corpo. Tudo está calmo, relaxado e seguro.

2

Começando pelos dedos dos pés, deixe que uma onda de relaxamento percorra todo o seu corpo, como se estivesse coberta por um cobertor. Imagine que está caminhando em uma praia tranquila e isolada. Você pode ouvir as ondas e sentir o cheiro da maresia, trazendo de volta memórias de infância. Deixe a imaginação envolver seus sentidos.

3

Veja as ondas suaves chegando à areia e voltando em direção ao oceano. Aproveite o ritmo hipnótico. Assim como as ondas, suas contrações vêm e vão ritmicamente: aumentando, crescendo, alcançando um pico e depois se dissipando. Entre essas ondas, relaxe completamente e reenergize-se.

4

Você está animada porque essas ondas crescentes de energia estão trazendo seu bebê até você, cada contração ondulante, uma após a outra.

O TERCEIRO TRIMESTRE

5

Deixe que as contrações transportem você e o bebê com segurança – o bebê deslizando pelos tecidos moles a cada contração. A qualquer momento, você e o bebê podem deslizar sem esforço e oniricamente em um mundo subaquático.

6

Imagine o bebê na posição perfeita para um parto tranquilo. Seu corpo e o bebê estão trabalhando em harmonia para um parto calmo e confiante. À medida que a cabeça do bebê emerge devagar, quase despercebida, você relaxa total e completamente.

7

Imagine aqueles primeiros momentos segurando seu bebê. Sinta o peso dele em seus braços, pele com pele. Imagine o momento em que seus olhos se cruzam pela primeira vez – um momento de alegria, reconhecimento e amor quando vocês se encontram do lado de fora.

133

HIPNOPARTO

Floresta mágica

Pratique este exercício diariamente durante o terceiro trimestre se achar que esta visualização ressoa em você (ou ver a p. 132 para uma alternativa), a fim de que possa se conectar com seu bebê nas próximas semanas e durante o processo de parto.

1
Conte lentamente de 10 até 1. Imagine que está em uma bela floresta. Quanto mais fundo entra na floresta, mais você relaxa.

2
Você se sente em harmonia com a floresta e a natureza. À medida que absorve a quietude e a beleza, é capaz de sentir qualquer tensão se dissipando.

3
Uma clareira aparece, e, enrolado em um cobertor, está seu bebê, vindo do futuro ao seu encontro, com os braços estendidos.

4
Vá até o bebê e pegue-o. Respire sua delícia. Explore os pequenos dedos das mãos e dos pés. Toque o cabelo felpudo.

5
Os olhos do bebê encontram os seus e você é dominada pela sensação de que se conhecem há muito tempo. Você pode voltar aqui a qualquer momento que desejar enquanto se prepara para o parto. Conforme relaxa, você se lembrará desse lugar maravilhosamente sereno dentro de si durante todo o processo de parto.

O TERCEIRO TRIMESTRE

"Aproveite esse tempo precioso para 'conhecer' seu bebê antes que ele entre em trabalho de parto e venha para os seus braços."

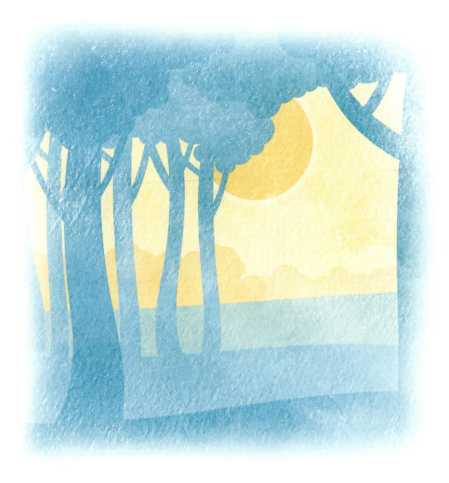

GESTAÇÃO CONSCIENTE

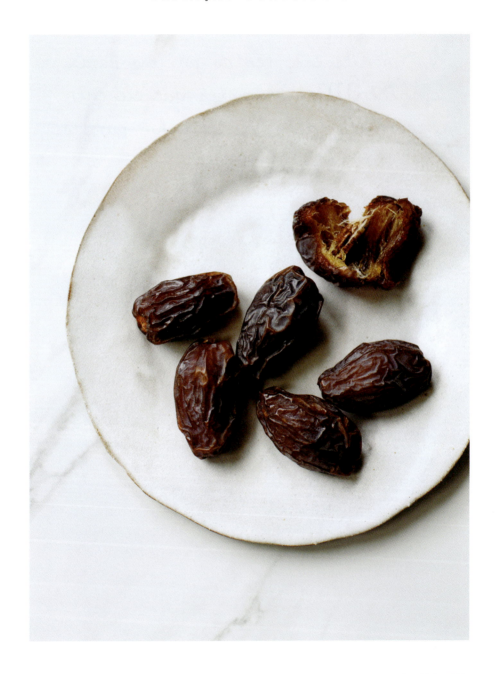

REMÉDIOS NATURAIS

Tâmaras Medjool

Conhecidas como o fruto dos deuses, as tâmaras tornaram-se o fruto das mamães no terceiro trimestre. Vários estudos sugerem que comer cerca de seis tâmaras por dia durante as últimas quatro semanas de gestação pode beneficiar significativamente o trabalho de parto.

Em um estudo, a fase de dilatação do trabalho de parto foi significativamente mais curta nas mulheres que consumiram **tâmaras** em comparação com aquelas que não o fizeram. Além disso, 96% das mulheres que comeram tâmaras tiveram um trabalho de parto espontâneo e não precisaram passar por indução. As mulheres que consumiram tâmaras também tiveram menor probabilidade de sangramento intenso após o parto.

As tâmaras são ricas em minerais e fibras, mas também em açúcares naturais, então esteja ciente disso se tiver diabetes gestacional. Coma tâmaras puras ou, se achar que são doces demais, adicione-as a um tagine ou guisado, ou recheie-as com amêndoas ou *cream cheese* para um lanche nutritivo. Alternativamente, faça **docinhos de tâmara com amendoim**, misturando 10 tâmaras sem caroço e 150 g de amendoim torrado picado e sem sal. Quando estiver pronto, faça bolinhas e delicie-se.

MEDITAÇÃO

Crie um vínculo com o bebê

Enviar intencionalmente pensamentos amorosos ao bebê cria um vínculo com ele muito antes de ele estar em seus braços. Você pode fazer esta meditação a qualquer hora e em qualquer lugar – no escritório, em uma loja, no trânsito ou em casa.

1

Coloque as mãos no ventre. Feche os olhos e respire fundo algumas vezes enquanto se conecta com o bebê. Observe todos os sons ao seu redor e concentre toda a atenção neles. Em seguida, volte a atenção à respiração.

2

Mova a atenção ao seu corpo. Você percebe alguma tensão ou peso? Não há necessidade de mudar nada – apenas esteja presente.

3

Você percebe algum movimento sutil do bebê? Imagine que este é o primeiro momento especial em que sente o bebê mexer.

4

Sorria enviando pensamentos amorosos ao bebê – ele está protegido em um casulo, flutuando em amor, gratidão e alegria.

5

Traga seu foco de volta para o movimento de subida e descida do diafragma durante a sua respiração, trazendo oxigênio, calma e conexão entre você e o bebê.

O TERCEIRO TRIMESTRE

"Permita-se estar presente neste momento — apenas você e o bebê, conectados amorosamente enquanto a vida passa."

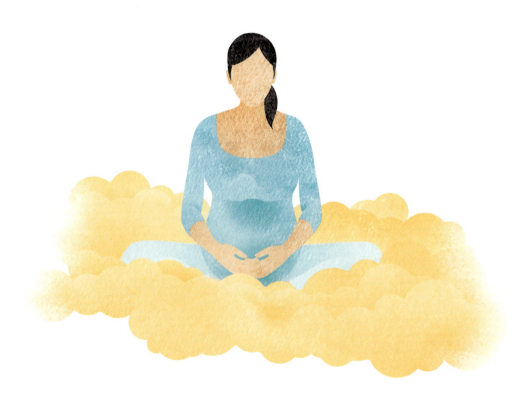

HIPNOPARTO

Uma memória especial

Ensaie este exercício com seu parceiro no terceiro trimestre. Traga à mente uma memória especial para que, durante o trabalho de parto, quando uma contração começar, seu parceiro possa lembrá-la da memória e você possa se concentrar nela.

1
Pense em um momento especial com seu parceiro em que você se sentiu segura e confortável. O que estava fazendo? Estava de férias?

2
Peça ao seu parceiro que lhe descreva a cena, dando vida às memórias e fazendo-a se sentir como se realmente estivesse lá. Como você está se sentindo? Seu parceiro pode estimulá-la usando palavras como "segura", "amada", "apoiada", "relaxada", "feliz" ou "animada".

3
O que você consegue ver? Uma flor em um galho, o sol brilhando em um lago, uma montanha coberta de gelo? Esteja presente naquela cena.

4
O que você consegue ouvir? Uma música suave, ondas, a voz do seu parceiro? O que consegue cheirar? O protetor solar pode ser uma âncora poderosa.

5
Aproveite todas as memórias, deixando que seu corpo reaja a essas lembranças positivas e amorosas ao terminar o exercício.

O TERCEIRO TRIMESTRE

"Quanto mais detalhes seu parceiro puder descrever, mais eficaz será esse exercício de hipnoparto."

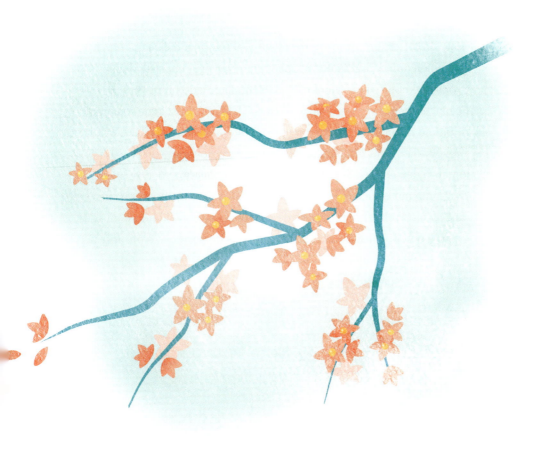

YOGA

Prática e postura

No terceiro trimestre, seu corpo continua se adaptando conforme cria espaço para o bebê e se prepara para o parto. A prática de yoga será importante porque aumenta os níveis de conforto e ligação com o bebê.

Este pode ser um trimestre desafiador, emocional e fisicamente, à medida que o grande dia se aproxima. Nas próximas semanas, observe como o movimento consciente, apoiado na respiração focada, aumenta sua confiança, excitação, força e resistência mental para o trabalho de parto e o parto. Volte para "casa", para sua respiração, com frequência, dentro ou fora do tapete. Este é um momento de gentileza e aceitação generosa enquanto você se prepara para uma maternidade consciente. A prática de yoga pode ser uma maneira incrivelmente profunda de continuar se conectando com seu corpo e o bebê durante as últimas semanas de gestação e durante a jornada do trabalho de parto.

"Continue com movimentos lentos e intencionais enquanto ganha força e resistência para o trabalho de parto."

O TERCEIRO TRIMESTRE

SEQUÊNCIA DE 30 MINUTOS

Conforme a data do parto se aproxima, os movimentos focados acalmarão a mente e o corpo, ao mesmo tempo que continuam desenvolvendo força e resistência. Sempre ouça seu corpo, use suportes para estabilidade extra e divida a sequência, se desejar.

01

POSTURA DA MONTANHA

É fácil esquecer a importância de uma postura adequada neste trimestre, então fique ereta e forte, com os pés afastados na largura dos quadris e os braços nas laterais do corpo. Posicione os pés no chão com firmeza e mantenha a pelve em posição neutra. Ao inspirar, alongue o tronco e o pescoço. Mantenha por alguns minutos.

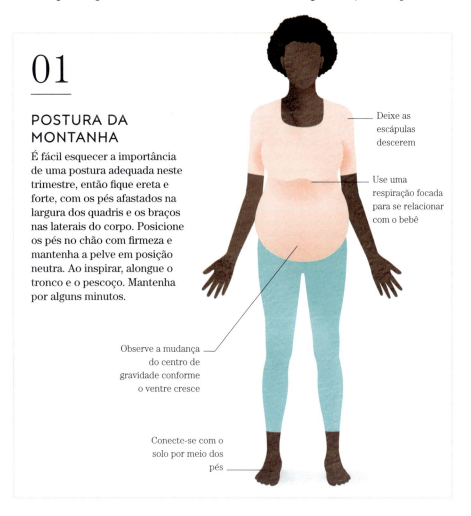

- Deixe as escápulas descerem
- Use uma respiração focada para se relacionar com o bebê
- Observe a mudança do centro de gravidade conforme o ventre cresce
- Conecte-se com o solo por meio dos pés

GESTAÇÃO CONSCIENTE

02

POSTURA DO GUERREIRO, SENTADA

Esta Postura do guerreiro modificada *(ver p. 106)* usa uma cadeira para ajudar a abrir os quadris. Sente-se voltada para a frente na beira de uma cadeira resistente, com os braços levantados em forma de T. Gire o pé esquerdo em 90 graus e, ao virar o corpo e a cabeça na mesma direção, deixe a perna de trás esticar. Mantenha por algumas respirações e repita do outro lado.

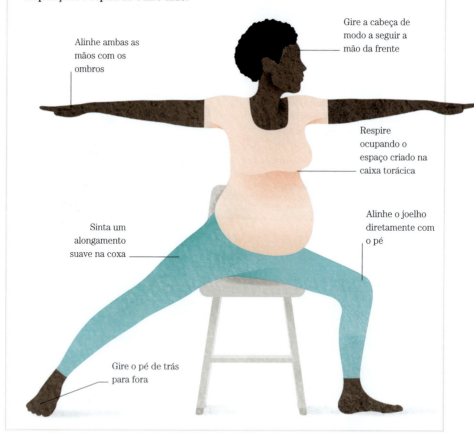

Alinhe ambas as mãos com os ombros

Gire a cabeça de modo a seguir a mão da frente

Respire ocupando o espaço criado na caixa torácica

Sinta um alongamento suave na coxa

Alinhe o joelho diretamente com o pé

Gire o pé de trás para fora

144

O TERCEIRO TRIMESTRE

03

AFUNDO BAIXO

Alongamentos profundos e cuidadosos são importantes neste trimestre para melhorar a circulação sanguínea nas pernas e reduzir o inchaço. Deixe a cadeira e assuma uma Postura de mesa. Mova o pé esquerdo para a frente, próximo à mão esquerda. Mova lentamente a perna direita para trás e respire profundamente alongando os quadris e as coxas. Apoie-se nas pontas dos dedos ou use blocos enquanto levanta e abre o tórax. Espere um minuto e depois volte à Postura de mesa; repita no outro lado.

QUADRIS FLEXÍVEIS

Quadris tensos durante a gestação podem resultar em desconforto na região lombar, então use essa postura, que ajuda na flexibilidade do quadril.

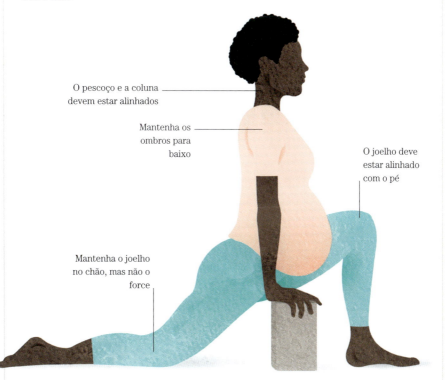

O pescoço e a coluna devem estar alinhados

Mantenha os ombros para baixo

O joelho deve estar alinhado com o pé

Mantenha o joelho no chão, mas não o force

145

GESTAÇÃO CONSCIENTE

04

AGACHAMENTO

Posicione blocos ou cobertores no tapete. Com os pés afastados além da largura dos quadris e os joelhos flexionados, abaixe-se lentamente sobre os blocos. Junte as mãos e use os cotovelos para alongar suavemente a parte interna das coxas. Inspire, contraindo o assoalho pélvico. Expire e relaxe o assoalho pélvico. Pressione os calcanhares no chão de modo a sair do agachamento lentamente.
Você também pode fazer isso contra uma parede, de modo a obter um apoio extra.

FORTALECIMENTO DO ASSOALHO PÉLVICO

O agachamento é um exercício perfeito para o terceiro trimestre, pois contrai, alonga e fortalece o assoalho pélvico.

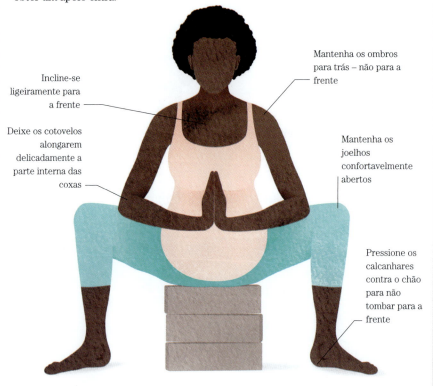

- Incline-se ligeiramente para a frente
- Deixe os cotovelos alongarem delicadamente a parte interna das coxas
- Mantenha os ombros para trás – não para a frente
- Mantenha os joelhos confortavelmente abertos
- Pressione os calcanhares contra o chão para não tombar para a frente

O TERCEIRO TRIMESTRE

05 POSTURA DE MESA

Mova-se lentamente para a posição de quatro apoios sobre as mãos e os joelhos: joelhos afastados, mãos alinhadas sob os ombros. Contraia o *core* mantendo as costas eretas. Mantenha por várias respirações.

Deixe os ombros afundarem

Abra os dedos em forma de estrela do mar

06 CÍRCULOS DE QUADRIL

Mova suavemente a pelve para trás e depois para a frente no sentido horário. Repita algumas vezes e depois mova no sentido anti-horário.

Mova a pelve para trás apenas até seu nível de conforto

Contraia os músculos abdominais como se abraçasse o bebê

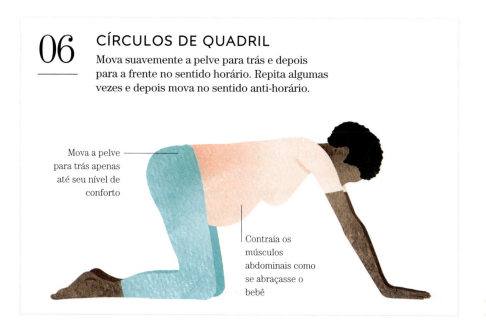

07 POSTURA DO GATO

A partir da Postura de mesa, expire, levante as costelas e arqueie as costas como um gato. Abrace o bebê, praticando a respiração lenta e profunda; depois volte à Postura de mesa.

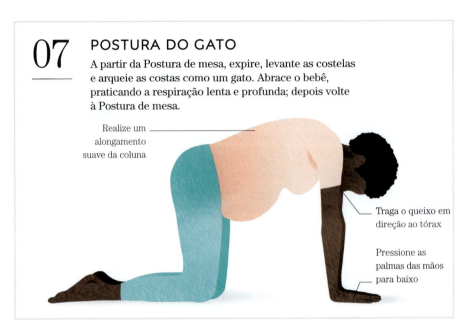

Realize um alongamento suave da coluna

Traga o queixo em direção ao tórax

Pressione as palmas das mãos para baixo

08 POSTURA DA VACA

A partir da Postura de mesa, imagine que seu coração está se movendo para a frente de modo a não deixar o ventre "cair". Olhe para a frente, mantendo o pescoço e a cabeça alinhados.

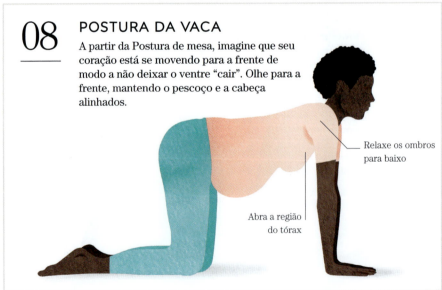

Relaxe os ombros para baixo

Abra a região do tórax

O TERCEIRO TRIMESTRE

09

POSTURA DO FILHOTE DE CACHORRO

A partir da Postura da vaca, caminhe com as mãos em direção ao topo do tapete, estenda os braços e abaixe a cabeça em direção ao tapete. Separe os joelhos o suficiente para abrir espaço para o ventre. Use um travesseiro para apoiar a testa e uma almofada sob o tórax. Se os punhos estiverem doloridos, coloque os antebraços sobre blocos. Mantenha essa postura relaxante por até um minuto, acalmando seus pensamentos, e depois retorne à Postura de mesa.

REFORÇO NO OXIGÊNIO

Esta postura leva sangue oxigenado a todos os principais órgãos do corpo, incluindo o útero.

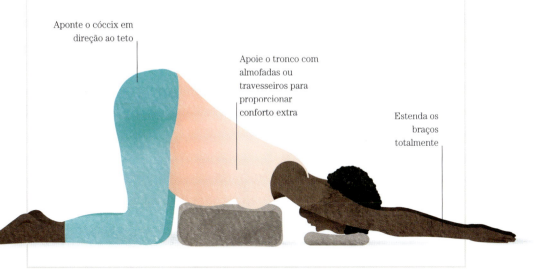

Aponte o cóccix em direção ao teto

Apoie o tronco com almofadas ou travesseiros para proporcionar conforto extra

Estenda os braços totalmente

"Pratique essa postura para acalmá-la quando se sentir ansiosa ou preocupada."

149

GESTAÇÃO CONSCIENTE

10

POSTURA DO HERÓI

Ajoelhe-se com um bloco ou almofada sob a pelve e uma toalha enrolada logo acima dos tornozelos (sobre o tendão do calcâneo). Sente-se ereta, alongando a coluna. Fique nesta posição por várias respirações, conectando-se com o bebê, ou fazendo uma breve visualização.

REENERGIZANTE
Esta postura estimula o intestino, reduzindo o risco de constipação e inchaço nas pernas, problemas comuns durante o terceiro trimestre de gestação.

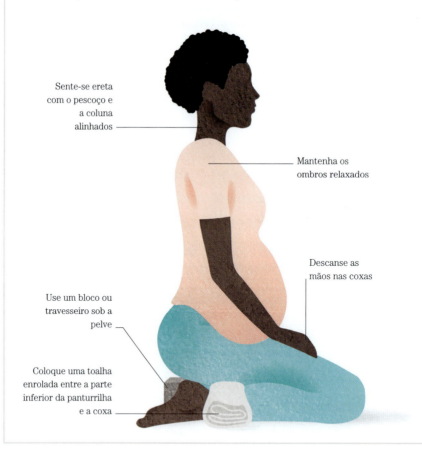

Sente-se ereta com o pescoço e a coluna alinhados

Mantenha os ombros relaxados

Descanse as mãos nas coxas

Use um bloco ou travesseiro sob a pelve

Coloque uma toalha enrolada entre a parte inferior da panturrilha e a coxa

150

O TERCEIRO TRIMESTRE

11 POSTURA DO HERÓI RECLINADA

A respiração profunda pode ser desafiadora neste trimestre, mas esta postura possibilita mais espaço no tronco. Disponha blocos e almofadas de modo que você possa recostar-se com segurança e conforto. Apoiada nas mãos, mova-se lentamente da Postura do herói para uma posição reclinada. Mantenha por várias respirações profundas, depois coloque o queixo no tórax e ande com os dedos para a frente, de volta à Postura do herói.

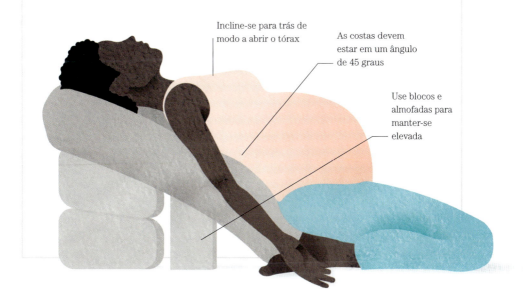

Incline-se para trás de modo a abrir o tórax

As costas devem estar em um ângulo de 45 graus

Use blocos e almofadas para manter-se elevada

"Essa postura expansiva e restauradora promove descanso, reduz o estresse e possibilita uma respiração consciente."

12

POSTURA DO POMBO SENTADA

Esta postura ajuda a abrir os quadris, preparando você para o parto. Sente-se ereta em uma cadeira e gire os ombros várias vezes em ambas as direções para liberar a tensão. Levante o pé direito e coloque-o sobre a coxa esquerda. Mantenha por 30 segundos para obter um alongamento confortável. Repita com a perna esquerda.

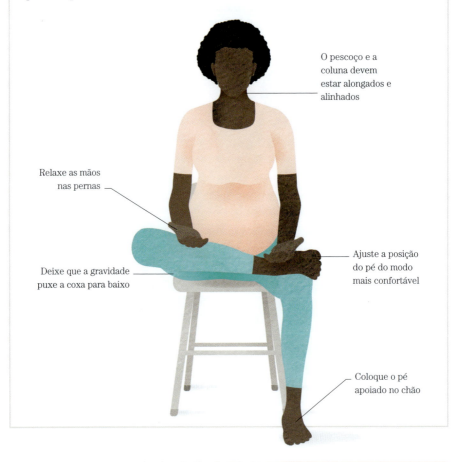

O pescoço e a coluna devem estar alongados e alinhados

Relaxe as mãos nas pernas

Ajuste a posição do pé do modo mais confortável

Deixe que a gravidade puxe a coxa para baixo

Coloque o pé apoiado no chão

O TERCEIRO TRIMESTRE

13

POSTURA FÁCIL

Sente-se ereta, voltada adiante, com as pernas à frente. Dobre uma perna até conseguir colocar o pé sob a coxa oposta e repita com a outra perna. Descanse as mãos no ventre. Feche os olhos e mantenha por alguns minutos. Inspire calma e expire preocupação.

APOIO EXTRA

Pratique esta postura de pernas cruzadas apoiada contra uma parede; coloque blocos ou almofadas sob os joelhos e quadris para apoiá-los bem.

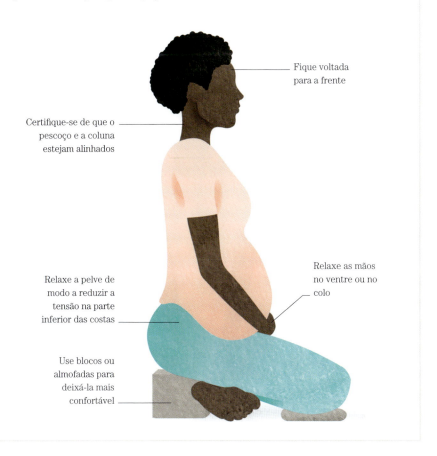

Fique voltada para a frente

Certifique-se de que o pescoço e a coluna estejam alinhados

Relaxe as mãos no ventre ou no colo

Relaxe a pelve de modo a reduzir a tensão na parte inferior das costas

Use blocos ou almofadas para deixá-la mais confortável

GESTAÇÃO CONSCIENTE

14

BORBOLETA

Sente-se sobre um cobertor dobrado. Mantenha as costas alongadas e as pernas estendidas à frente. Flexione lentamente os joelhos, mantenha as solas dos pés unidas e traga-as em sua direção. Deixe que as pernas balancem suavemente, como uma borboleta batendo as asas, por algumas respirações. Observe o alongamento nas pernas. Relaxe os joelhos por algumas respirações e pressione para baixo novamente, de modo confortável. Repita várias vezes.

RESPIRAÇÕES PROFUNDAS
Esta postura calmante dá espaço extra para respirar profundamente conforme o ventre cresce e também desencadeia uma resposta de relaxamento.

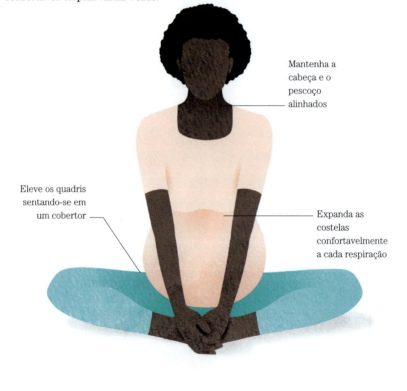

Mantenha a cabeça e o pescoço alinhados

Eleve os quadris sentando-se em um cobertor

Expanda as costelas confortavelmente a cada respiração

O TERCEIRO TRIMESTRE

15

POSTURA DO SAPATEIRO

A partir da Postura de borboleta, mova ligeiramente os pés para fora de modo que as pernas fiquem em forma de diamante. Incline-se para a frente e passe as mãos pelos pés para alongar a parte inferior das costas e as nádegas, mas não se apoie no ventre. Mantenha por algumas respirações e, em seguida, mova lentamente as mãos para trás, aproximando os pés, e bata as asas da borboleta várias vezes. Essa postura ajuda a reduzir a fadiga.

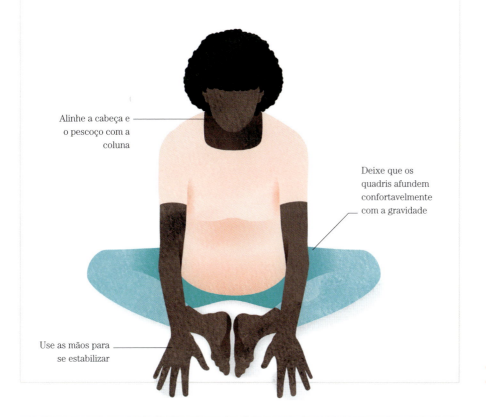

Alinhe a cabeça e o pescoço com a coluna

Deixe que os quadris afundem confortavelmente com a gravidade

Use as mãos para se estabilizar

GESTAÇÃO CONSCIENTE

16

ALONGAMENTO LATERAL NA POSIÇÃO SENTADA

Posturas de alongamento lateral são ótimas no terceiro trimestre para alongar os músculos entre as costelas e a pelve, ajudando na respiração. A partir da Postura do sapateiro, cruze as pernas e apoie os quadris e as pernas com almofadas, se desejar. Levante a mão direita sobre a cabeça e incline-se lentamente, realizando um alongamento lateral. Flexione o cotovelo e coloque a palma da mão esquerda no chão ou em um bloco. Vá até seu nível de conforto e mantenha por várias respirações restauradoras. Repita do outro lado.

ALONGAMENTO CALMANTE
Alguma ansiedade é normal à medida que o trabalho de parto se aproxima, mas respirações profundas e restauradoras nesta postura acalmarão uma mente hiperativa.

Tome cuidado para não se inclinar para a frente

Sinta um alongamento profundo na lateral do abdome

Apoie-se na mão e no cotovelo de apoio

O TERCEIRO TRIMESTRE

17

POSTURA DE REPOUSO DEITADA DE LADO

Deite-se sobre o lado esquerdo e coloque um travesseiro sob a cabeça. Estenda a perna de baixo, coloque outro travesseiro ou cobertor entre as pernas e desloque a perna de cima para a frente. Concentre-se na respiração ou em uma visualização. Observe como o bebê pode se mover enquanto você acalma o corpo e a mente. Fique nesta posição por cerca de 10 minutos, examinando com atenção o seu corpo para liberar a tensão; depois sente-se de forma gradual, antes de ficar em pé lentamente para não sentir tontura.

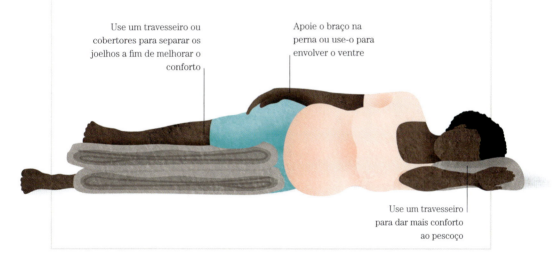

Use um travesseiro ou cobertores para separar os joelhos a fim de melhorar o conforto

Apoie o braço na perna ou use-o para envolver o ventre

Use um travesseiro para dar mais conforto ao pescoço

"Saia dessa postura lentamente para evitar o risco de tontura."

O TRABALHO DE PARTO E O PARTO

Seu bebê está esperando para conhecê-la! O trabalho de parto e o parto podem parecer assustadores e é natural ter preocupações. No entanto, existem maneiras de aumentar a probabilidade de ter o parto dos seus sonhos usando a visualização, o hipnoparto, técnicas de respiração, posições de trabalho de parto ideais e óleos essenciais.

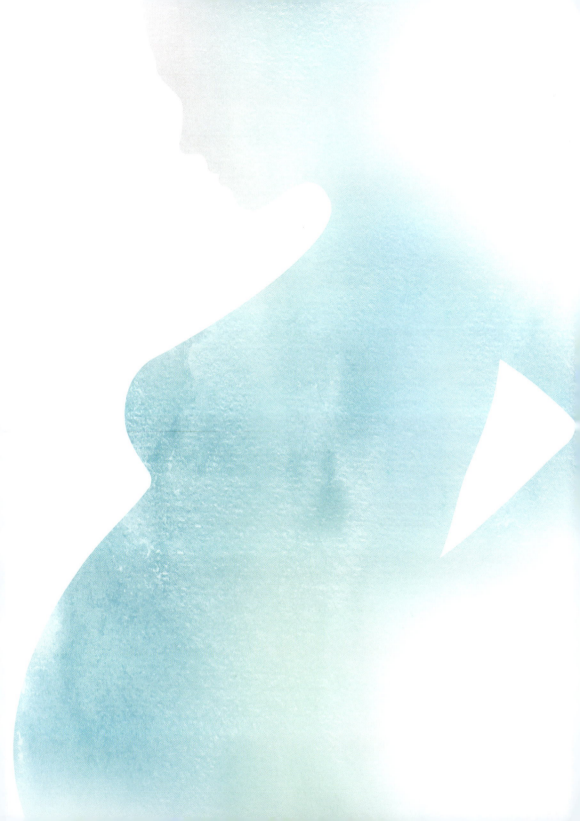

INTRODUÇÃO
O trabalho de parto e o parto

Uma abordagem consciente do trabalho de parto e do parto deve ser flexível, a fim de que você possa conhecer seu bebê com alegria. Usar essas práticas positivas lhe dará força e resiliência para ter uma experiência de parto fortalecida.

Leia este capítulo nas semanas anteriores ao parto, para que possa considerar todas as estratégias de atenção plena disponíveis para você. Experimente alguns dos exercícios para ver o que acha que funcionará melhor no seu caso – este capítulo está organizado de modo que os exercícios sigam as etapas do trabalho de parto.

A maneira como você encara a dor muda o modo como vivencia as sensações do parto. O cérebro interpreta essas sensações de acordo com suas emoções, experiências, cultura e expectativas. Seus pensamentos podem intensificar essas sensações ou reduzi--las. Uma abordagem consciente do trabalho de parto e da dor significa que você não resiste às sensações do trabalho de parto, o que apenas causa mais dor, mas as aborda com uma atitude aberta e curiosa. "Eu quero isso" pode ser um ótimo mantra durante o trabalho de parto.

Observe os lugares do corpo onde mais sente as sensações... você é capaz de permitir que essas sensações subam e desçam como uma maré? Cada contração é um pouco diferente e cada uma delas exigirá que você utilize seus instintos, que a incentivam a mover o corpo de uma determinada maneira ou a respirar mais profundamente. Quando você escuta atentamente o que está

"O trabalho de parto é como uma dança complexa, em que o bebê é seu parceiro e coreógrafo."

acontecendo em seu corpo, é capaz de ouvir o que o bebê está lhe pedindo.

Caso surja alguma complicação inesperada, esta preparação cuidadosa para o parto melhorará significativamente a sua experiência durante o trabalho de parto e a sua recuperação posterior.

Um parto "sem perturbações"
Para otimizar os hormônios do parto e as substâncias químicas naturais liberadas pelo cérebro que aliviam a dor, como a oxitocina, existem certas condições que precisam ser atendidas. Os especialistas em parto referem-se a isso como um parto "sem perturbações". Assim como outros mamíferos, precisamos de privacidade, calor, pouca iluminação e sentimentos de segurança e apoio para podermos desligar o nosso cérebro "pensante" e permitir que nossos instintos assumam o controle.

Quando as condições de um parto "sem perturbações" são proporcionadas a uma mãe em trabalho de parto, é provável que seu progresso seja mais rápido e menos doloroso. A ansiedade e o estresse fazem com que o cérebro libere adrenalina, o que bloqueia a oxitocina; portanto, quanto mais calma você estiver durante o trabalho de parto, menos doloroso ele será.

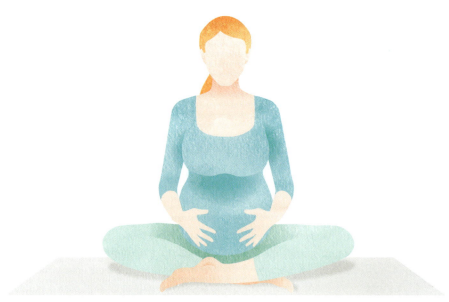

Trabalhando com as sensações do trabalho de parto

Você já bateu o cotovelo e depois esfregou-o rapidamente? Ao esfregá-lo, você criou uma sensação concorrente que chegou a uma "comporta" neurológica na coluna e a fechou, reduzindo a percepção da dor. A massagem durante o trabalho de parto, o parto na água e os aparelhos de TENS utilizam esse sistema de "comportas" da percepção da dor para concorrer com os sinais de dor do trabalho de parto.

A meditação (*ver p. 166, p. 170 e p. 176*), a respiração focada (*ver p. 172 e p. 178*), as técnicas de hipnoparto e a música suave também podem reduzir a dor durante o trabalho de parto.

Uso de medicação

Existem muitas maneiras eficazes de controlar naturalmente as sensações do trabalho de parto (*ver ao lado*); contudo, se você achar que precisa de suporte adicional com medicamentos ou epidural, permita-se a graça de fazer essa escolha sem culpa. Uma gestação consciente torna-se um trabalho de parto consciente quando você tem compaixão pelo desenrolar da experiência.

Uma cesariana consciente

A cesariana envolve uma grande cirurgia abdominal, mas para uma pequena parcela das mães esta é a opção mais segura. Uma cesariana pode ainda ser uma experiência consciente, especialmente se for planejado. Explore com seu médico algumas preferências de parto que podem transformar uma experiência clínica e cirúrgica em uma celebração da chegada do bebê mais centrada na família.

A primeira fase do trabalho de parto

Esta é, em geral, a fase mais longa, especialmente para mães de primeira viagem.

O colo do útero está se afinando e você começa a dilatar. Conservar conscientemente a energia será importante nos estágios iniciais. Alongamentos suaves de yoga, respiração lenta e hipnoparto facilitam a liberação ideal de hormônios para progredir naturalmente no trabalho de parto enquanto você e o bebê passam por isso juntos.

A segunda fase do trabalho de parto

Este é o estágio de expulsão, quando o corpo começa a empurrar o bebê ao longo do canal do parto. Embora muitas mães se sintam bastante cansadas neste momento, o corpo naturalmente libera adrenalina para lhe dar um impulso de energia. Esta fase do trabalho de parto geralmente é acompanhada por sensações de pressão intensa e quase irresistível em vez de dor, pois o corpo

MEDIDAS DE CONFORTO CONSCIENTES

À medida que as sensações do trabalho de parto se tornam mais vigorosas, movimentos instintivos irão direcioná-la para estratégias de conforto que apoiam a fisiologia do parto – veja a seguir algumas das principais estratégias.

Uso de uma piscina/banheira
Esta é uma das medidas de conforto mais eficazes para o trabalho de parto, pois aumenta significativamente a oxitocina natural e encurta o trabalho de parto.

Movimentos
A yoga (ver pp. 182-189), caminhar, dançar – qualquer tipo de movimento instintivo reduz a dor. Deixe seu corpo e o bebê mostrarem o caminho.

Acupressão e massagem
A massagem firme nas costas e nos quadris pode ser mágica durante o trabalho de parto, enquanto a acupressão pode aumentar o conforto.

Doula
A doula é uma acompanhante de parto profissional, que fornece apoio emocional e foco durante todo o trabalho de parto e parto.

Aparelho de TENS
O aparelho de TENS é pequeno e portátil. Emite correntes de baixa tensão e é usado para aliviar a dor durante o trabalho de parto. O cérebro presta atenção ao formigamento do aparelho de TENS, o que fecha as comportas para outras sensações vindas do útero que podem estar causando dor.

Rebozo
O rebozo é um xale longo de tecido que pode ser usado durante o trabalho de parto para levantar suavemente o ventre enquanto a gestante permanece sobre quatro apoios. Isso relaxa os músculos abdominais e os ligamentos uterinos de modo a dar ao bebê espaço para se mover e assumir a posição ideal. Também é maravilhoso para a região lombar. Outra opção é usá-lo para cobrir a sua cabeça e a do seu parceiro(a) de parto, criando uma "caverna" que possibilita que o mundo desapareça enquanto você e seu parceiro respiram juntos.

inicia a fase final antes de você conhecer o bebê.

A duração desta fase pode ser influenciada pela sua posição (*ver p. 183*), pela posição do bebê e pelo uso de uma epidural (que pode alongar esta fase). Se você tiver mobilidade, sua enfermeira obstetra pode ajudá-la a ficar agachada com apoio (*ver p. 188*), em posição de quatro apoios (*ver p. 189*) ou deitada de lado (*ver p. 189*).

A enfermeira obstetra irá lembrá-la de tentar não empurrar quando a cabeça do bebê começar a coroar, para que o surgimento da cabeça possa ser o mais lento e controlado possível. Você pode ser encorajada a ofegar ou soprar (como se estivesse soprando suavemente uma vela) para ajudá-la a manter o foco durante esses breves momentos (*ver p. 178*).

A força de expulsão consciente realizada pela mãe, em vez da força feita seguindo um comando de voz, no estilo de uma líder de torcida, é benéfica para a mãe e o bebê, pois você segue os sinais do seu corpo para fazer força no momento certo, em vez de prender a respiração por longos períodos. Quando sintonizada com as sensações do seu corpo, você pode instintivamente aproximar as pernas à medida que a cabeça do bebê emerge.

Conhecendo seu bebê de modo consciente
A sala de parto pode ficar muito movimentada, então, quando o momento do parto estiver se aproximando, seu

PELE COM PELE

Você e o bebê se beneficiarão significativamente se forem mantidos juntos, pele com pele, em uma tranquila "hora dourada" de vínculo.

Benefícios para você
Segurar o bebê pele com pele após o nascimento pode ajudar a promover o vínculo com ele. Também facilita a amamentação e pode reduzir o risco de sangramento excessivo depois do parto.

Benefícios para o bebê
Manter o contato pele com pele com o bebê pode ajudar a regular a respiração, a temperatura, o açúcar no sangue e a resposta ao estresse do bebê. Também irá expô-lo a bactérias saudáveis, que irão "semear" o microbioma intestinal do bebê.

"Pode haver muitas emoções diferentes quando você conhece seu bebê – deixe espaço para todas elas."

parceiro pode pedir silêncio na sala. Você também pode pedir uma "pausa" intencional assim que o bebê for colocado pele com pele com você. Durante esse período, o cordão umbilical não precisa ser cortado enquanto você conhece o bebê; vocês podem ouvir uma música escolhida especialmente para o momento ou seu parceiro de parto pode ler um poema ou oração para comemorar a chegada do bebê.

A terceira fase do trabalho de parto

Durante esta fase, a placenta e as membranas são liberadas. Converse com o médico sobre as opções de acordo com sua experiência individual: se você teve um parto consciente e está tudo bem, um terceiro estágio natural faz sentido enquanto você aproveita a oxitocina e as endorfinas, desfrutando desses momentos preciosos.

Em algumas culturas, o cordão umbilical não é cortado se os pais optarem por um parto intacto – permitir que a placenta permaneça ligada ao bebê durante algum tempo após o nascimento. O corte do cordão umbilical simboliza o fim da gestação e, para alguns pais, é importante reservar um tempo para reconhecer e refletir sobre esse momento simbólico.

Alternativamente, você pode optar por um parto de lótus, em que a placenta permanece presa ao bebê por vários dias até que o cordão umbilical seque e se separe naturalmente. Neste caso, a placenta deverá ser tratada profissionalmente com ervas, pois é um órgão que será carregado com o bebê por alguns dias.

A "hora de ouro"

A primeira hora depois do parto é um momento neurologicamente sensível para a criação de vínculos, com intensa atividade cerebral tanto na mãe quanto no bebê. Durante este momento sereno e imperturbável, abrace o bebê pele com pele *(ver ao lado)*. O bebê pode instintivamente encontrar sua mama e pegá-la; todas as verificações de rotina podem ser adiadas até depois de o bebê ter mamado pela primeira vez.

MEDITAÇÃO

Meditação para o trabalho de parto

Durante o trabalho de parto, use esta meditação para focar a respiração, ajudando-a a acalmar a mente e o corpo. Praticá-la quando sentir algum desconforto durante a gestação irá ajudá-la a usar esta meditação da melhor maneira durante o trabalho de parto.

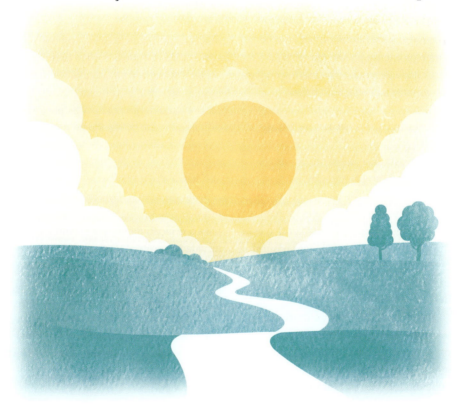

O TRABALHO DE PARTO E O PARTO

1
Quando as contrações começarem, lembre-se de que hoje você conhecerá seu bebê. Sua mente, corpo e bebê trabalham juntos conforme a gestação termina e você continua a jornada sagrada rumo à maternidade. Abrace a experiência com gratidão e paciência. Conecte-se com a coragem da longa linhagem de mães que deram à luz antes de você.

2
A respiração irá fortalecê-la. Coloque a atenção na respiração. Se a mente divagar, foque-a novamente na respiração.

3
Observe como as sensações em seu útero aumentarão, atingirão um pico e passarão – cada pico deixando-a um passo mais perto de conhecer seu bebê. Deixe que a respiração abdominal profunda acalme sua mente e corpo em trabalho de parto.

4
Existem outras sensações ocorrendo em seu corpo? Permita-se ser curiosa e gentil em relação a como seu corpo está respondendo ao trabalho de parto. Se detectar partes tensas em seu corpo, você seria capaz de relaxá-las?

5
Observe o que está acontecendo emocionalmente entre as forças de expulsão enquanto você descansa. Sua mente vagueia por cenas de alegria ou preocupação? Fique com o bebê enquanto vocês percorrem juntos este caminho. Quando a próxima contração começar, aprofunde o foco e a respiração e, com a consciência afetuosa, envie pensamentos amorosos ao bebê e gratidão pelo seu corpo conforme a jornada continua. Está tudo bem.

GESTAÇÃO CONSCIENTE

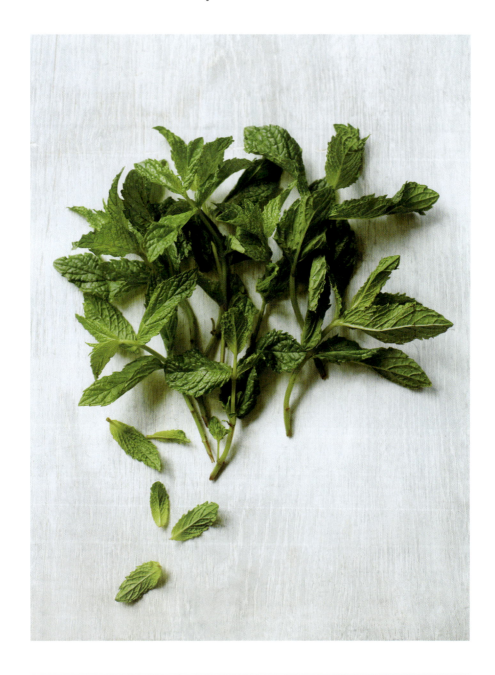

REMÉDIOS NATURAIS

Óleos essenciais para o trabalho de parto

Escolha um ou mais óleos que facilitem o relaxamento emocional, mas que também ajudem no foco e na resistência. Durante o trabalho de parto, coloque uma ou duas gotas em um lenço de papel que você ou seu parceiro de parto possam segurar, assim poderão descartá-lo se for excessivo.

As pesquisas sugerem que, quando a **lavanda** é usada durante o trabalho de parto, as mulheres sentem menos dor e náuseas e que ela ainda pode ajudar a reduzir a ansiedade. O **jasmim** pode ajudar a aliviar a dor, e o **olíbano** estimula a respiração lenta e profunda. Conforme o trabalho de parto avança e você sente necessidade de se movimentar, **óleos cítricos**, como os de **limão** e **laranja**, podem ser estimulantes. Se tiver a impressão de que não conseguirá fazer os últimos esforços de expulsão, então o óleo de **hortelã** é ideal, pois ele aumenta o foco. Como o olfato do bebê está potencializado logo após o nascimento para facilitar o vínculo com a mãe, use apenas algumas gotas de óleo de hortelã em um lenço de papel ou bola de algodão e o descarte antes que o bebê chegue.

"O óleo de hortelã é maravilhosamente refrescante e aumenta o vigor."

MEDITAÇÃO

Pensamentos poderosos para o trabalho de parto

Antes de entrar em trabalho de parto, pode ser útil escolher uma ou mais palavras nas quais focar a mente durante uma força de expulsão. Quanto mais você personalizar a palavra ou palavras, mais eficazes e calmantes elas serão.

Sim

Eu quero isso. Aceito com consciência e alegria nosso caminho juntos.

Respiração

Inspiro energia amorosa e coragem e expiro preocupação.

Ceder

Meu colo do útero amolece e cede à suave chegada do meu bebê.

Abrir

Minha mente e corpo se abrem para o parto.

> *"Encontre palavras-chave que ressoem naturalmente em você. Experimente cada uma delas e observe como fazem seu corpo se sentir."*

Suavidade
Tudo se suaviza enquanto meu bebê viaja até meus braços.

Liberação
Eu libero toda a tensão mental e física.

Permissão
Eu permito que meu bebê mostre o caminho. Eu permito todas as emoções.

Boas-vindas
Acolho as sensações que trazem meu bebê até mim.

RESPIRAÇÃO

Usar o som "O"

À medida que você avança no trabalho de parto, uma das maneiras mais eficazes de reduzir o estresse e a dor é respirar com consciência. Ao adicionar vocalização, você também usa o som meditativo como uma maneira de relaxar o corpo e permanecer focada.

1
Coloque a mão na parte inferior da garganta, no ponto em que o tórax e a garganta se encontram.

2
Respire profundamente e, ao expirar, faça o som de "O" – pode ser tão alto quanto desejar. Deixe o som continuar enquanto você solta a respiração completamente. Certifique-se de que a mandíbula e a garganta estejam relaxadas. Muitos profissionais da saúde acreditam que existe uma forte ligação entre a mandíbula relaxada e o assoalho pélvico relaxado.

3
Observe as vibrações em seu tórax e mãos ao emitir o som "O".

4
Experimente diferentes sons graves, como "Ahhhhh", "Hmmm" e "Ohhhhhh".

5
Experimente os sons em tons diferentes para ver qual prefere conforme o trabalho de parto avança.

O TRABALHO DE PARTO E O PARTO

"Ao vocalizar, imagine o 'O' como um círculo cada vez maior, que representa a abertura do colo do útero."

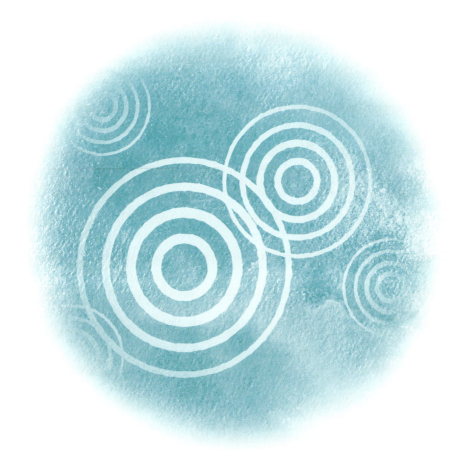

REMÉDIOS NATURAIS

Remédios homeopáticos para o trabalho de parto

Os homeopatas aconselham tomar remédios antes e durante o trabalho de parto para ajudar a aliviar quaisquer problemas emocionais, como preocupação ou falta de confiança, bem como problemas físicos, como cansaço ou dor nas costas.

Existem vários remédios homeopáticos que podem ser utilizados, e diferentes remédios podem ser necessários ou combinados, dependendo de como o trabalho de parto progride. De acordo com a British Homeopathic Association, tomar **arnica** (*Arnica montana*) durante o trabalho de parto minimizará hematomas e sangramentos. O **aconitum** é recomendado para o medo e a ansiedade durante o trabalho de parto, especialmente se as forças de expulsão forem muito próximas, e a **camomila** é recomendada para a dilatação lenta e dores nas costas durante o trabalho de parto.

"Como os remédios homeopáticos vêm em potências variadas, consulte um homeopata para obter um remédio específico para você."

O TRABALHO DE PARTO E O PARTO

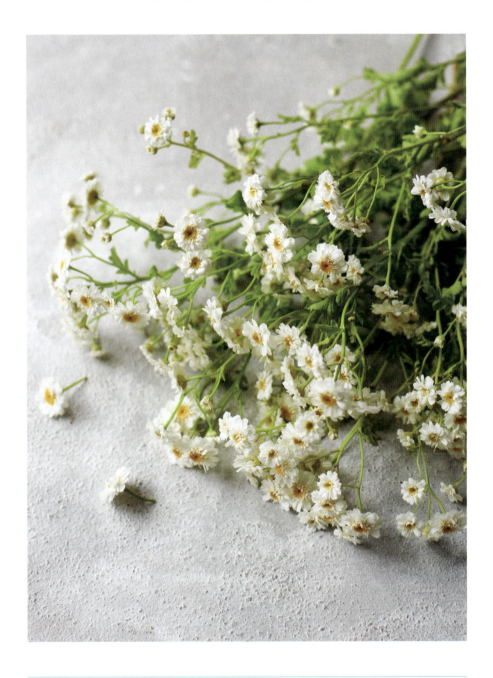

MEDITAÇÃO

A flor de lótus

A flor que se abre é uma metáfora universal para o nascimento e combina os elementos de abertura, facilidade e suavidade. Use esse imaginário durante o trabalho de parto ou como parte da preparação mental diária para o parto a partir da 37ª semana de gestação.

1
Sente-se ou deite-se – o que for mais confortável. Feche os olhos e simplesmente foque a atenção na respiração.

2
Lembre-se da imagem da flor de lótus ou da sua flor favorita. Pensar no seu perfume torna esse imaginário ainda mais eficaz.

3
Se sua atenção se desviar, simplesmente guie a mente de volta àquela imagem, ou a qualquer imagem que sugira abertura e expansão suaves.

4
Visualize as delicadas pétalas da flor abrindo-se uma a uma, lentamente e com facilidade.

5
Conforme o útero se move suave e facilmente com a abertura de cada pétala, seu corpo também se abre com facilidade e graça. Imagine que seu coração também está se abrindo e se expandindo a cada inspiração – seu coração tem uma capacidade ilimitada de amor pelo novo bebê e pelas experiências que virão.

O TRABALHO DE PARTO E O PARTO

"A abertura de uma flor é uma visualização muito poderosa que pode ser usada durante o trabalho de parto."

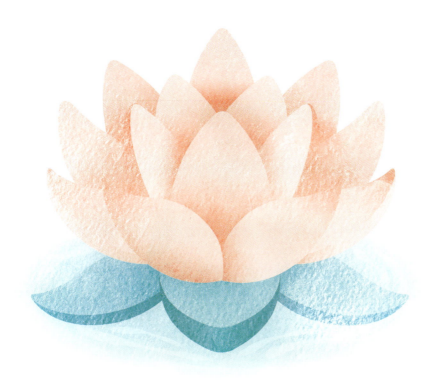

RESPIRAÇÃO
Respiração para a expulsão

A respiração lenta e controlada é essencial nesta fase do trabalho de parto para aumentar o fluxo de sangue rico para você e o bebê. Deixe que seu corpo encontre a posição mais produtiva e confortável quando precisar empurrar.

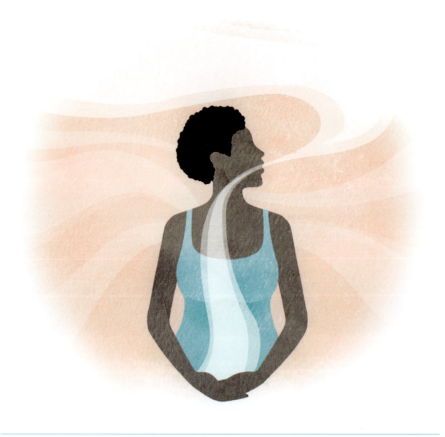

O TRABALHO DE PARTO E O PARTO

"Siga os ritmos naturais do seu corpo e confie que o conhecimento de como empurrar já está dentro de você."

1

Acolha cada contração conforme ela se intensifica. Mantenha a mandíbula relaxada e a garganta aberta enquanto inspira e expira com consciência.

2

Deixe a respiração se aprofundar conforme a pressão aumenta e a vontade de empurrar se torna irresistível. Concentre-se em respirações longas e profundas enquanto seu corpo começa a empurrar o bebê ao longo do canal de parto. Tente não prender a respiração, pois isso reduz o oxigênio para você e o bebê. Grunhidos e vocalizações profundas e baixas podem ajudar.

3

Quando a cabeça do bebê estiver prestes a sair, concentre-se em respirações lentas e profundas. Tente ofegar ou soprar como se estivesse apagando suavemente uma vela. A intensidade dessas sensações pode parecer avassaladora; portanto, manter todo o foco na respiração ajudará você a se sentir mais calma e com mais controle.

4

Depois que a cabeça do bebê sair, suspire alto com a mandíbula relaxada para trazer o bebê aos seus braços.

MEDITAÇÃO

Conheça o bebê

Quando a parte física do trabalho de parto termina, sua mente precisa de uma pausa e de um tempo para apreciar os preciosos primeiros minutos com o bebê. Esses momentos fugazes ficarão gravados em seu coração e mente para sempre.

1
Crie mentalmente um casulo de calma ou uma bolha de parto para você e o bebê quando finalmente se "conhecerem" do lado de fora.

2
Com sentimentos de alegria, alívio e admiração, aproxime o bebê de você e deite-o pele com pele em seu tórax quente.

3
Inspire o cheiro do novo bebê e deixe que ele descanse aninhado no seu abraço amoroso depois da longa jornada.

4
Fale suavemente palavras de amor e sussurre bem-estar em seu ouvido – o bebê está ouvindo. Ele reconhece sua voz – ele também estava esperando por esse momento. Como toda mãe antes de você, explore instintivamente cada dedo das mãos e dos pés com admiração. Você absorve a presença dele – e ele a sua.

5
Com humildade, intenção consciente e profunda gratidão pelo precioso presente que é a maternidade, dê as boas-vindas ao seu bebê recém-nascido.

O TRABALHO DE PARTO E O PARTO

"Acolha seu bebê e aprecie a transformação monumental que acaba de ocorrer para vocês dois."

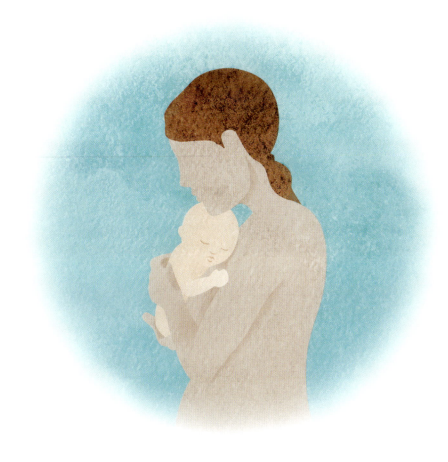

YOGA

Trabalho de parto e parto

Usar a yoga como movimento consciente durante o trabalho de parto pode proporcionar um reservatório profundo de conforto, calma e confiança. Além disso, as mulheres que mudam com frequência de posição durante o trabalho de parto normalmente têm partos mais curtos e mais confortáveis.

O trabalho de parto é uma jornada única, diferente de qualquer outra. Conforme você passa pelas diferentes sensações do trabalho de parto, algumas posições serão naturalmente mais reconfortantes. Experimente as posturas das páginas 183-189 para ver quais são as melhores para você enquanto avança no trabalho de parto. Deixe que a sabedoria do seu corpo a guie na busca pelas melhores posições para descansar, passar pelas contrações ou fazer forças de expulsão. Ao longo da gestação, você cultivou uma conexão profunda e consciente com a respiração, o corpo e o bebê; isso irá apoiá-la durante quaisquer momentos desafiadores do parto e depois dele. Portanto, deixe que seu corpo e o bebê conduzam movimentos intuitivos conforme você se conecta com sua força interior.

"Você está conectada em coragem a milhares de mães em todo o mundo que também estão dando à luz hoje."

O TRABALHO DE PARTO E O PARTO

POSTURAS ATIVAS PARA O TRABALHO DE PARTO

No início do trabalho de parto, escolha posições e atividades que promovam descanso e conservação de energia. À medida que o trabalho de parto avança, a ligação consciente com seu corpo irá direcioná-la intuitivamente às posições verticais ideais para facilitar o nascimento do bebê.

FIGURA DE OITO EM UMA BOLA DE PARTO

A bola de parto é uma maneira conhecida de reduzir o desconforto do trabalho de parto ativo e liberar mais espaço na pelve. Sente-se na bola, com os pés no chão, e incline-se ligeiramente para a frente até encontrar uma posição confortável. Mova os quadris no sentido horário, em forma de oito, e depois mude de direção.

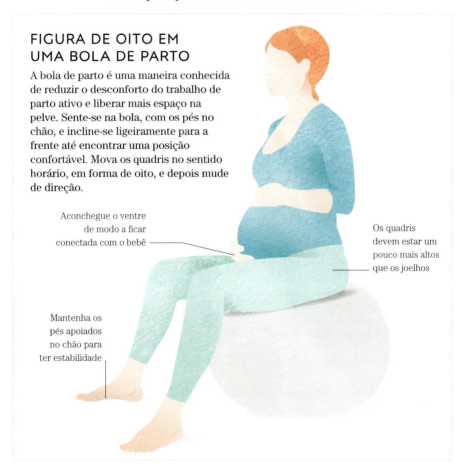

Aconchegue o ventre de modo a ficar conectada com o bebê

Os quadris devem estar um pouco mais altos que os joelhos

Mantenha os pés apoiados no chão para ter estabilidade

AGACHAMENTO APOIADO

Agachar-se em um banquinho de parto com seu parceiro de parto atrás de você para apoiá-la irá confortá-la e eliminará parte do esforço da posição para que você possa permanecer presente, focada na respiração.

≫ **Ver p.** *146*

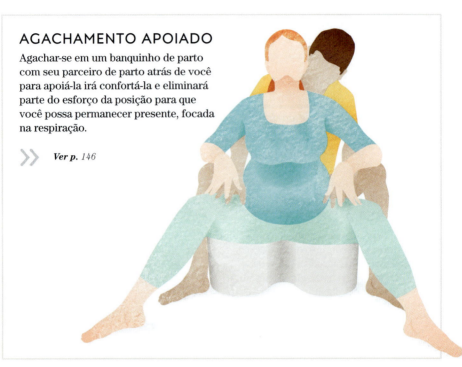

POSTURA DE MESA COM ROLAMENTOS DE QUADRIL

Esta posição alivia a pressão na região lombar, já que a gravidade puxa o bebê em direção à frente da pelve. Você descobrirá que rolar sobre os quadris traz conforto instantâneo.

≫ **Ver p.** *147.*

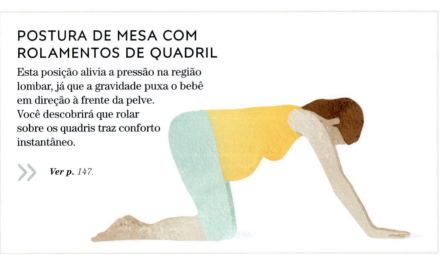

O TRABALHO DE PARTO E O PARTO

"Coloque uma música suave para apoiar seus movimentos instintivos."

POSTURA DO GATO

Esta é uma ótima postura para o trabalho de parto ativo, pois possibilita que a pelve se expanda e se abra conforme o bebê se move. Também libera a tensão dos ombros e do pescoço.

›› **Ver p.** *148.*

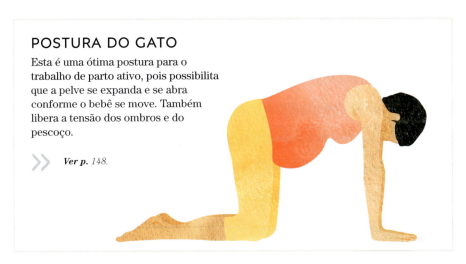

POSTURA DA VACA

Esta postura em quatro apoios é fabulosa para liberar a tensão e o desconforto das costas. Você pode estar no chão ou na cama, dependendo da sua preferência.

›› **Ver p.** *148.*

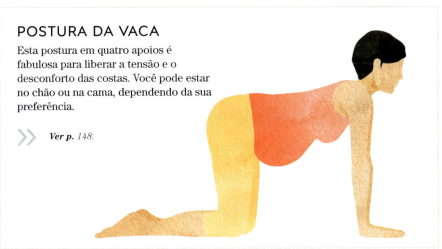

GESTAÇÃO CONSCIENTE

POSTURAS DE DESCANSO PARA O TRABALHO DE PARTO

O início do trabalho de parto é um momento de descanso, tanto mental como físico, para conservar energia para o trabalho que virá pela frente. Experimente essas posturas para ver quais são as mais estimulantes e repousantes, ou experimente a postura deitada de lado (ver p. 157).

POSTURA FÁCIL

A postura fácil é perfeita para descansar e praticar os exercícios de hipnoparto ou a meditação em um estado de alerta silencioso. Use acessórios para apoiar o corpo.

» **Ver p. 153**

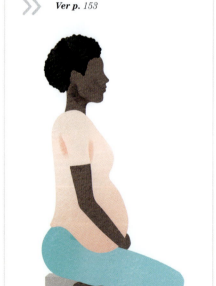

POSTURA DA MONTANHA

A postura da montanha pode ajudá-la a se sentir fortalecida e centrada durante o trabalho de parto, enquanto usa a respiração para se conectar com o solo.

» **Ver p. 143**

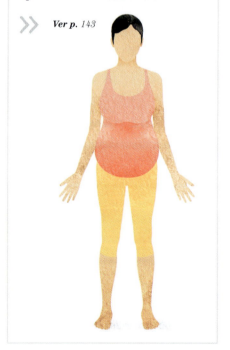

POSTURA DA BORBOLETA

Nesta variação da Postura fácil *(ver ao lado)*, junte as plantas dos pés com firmeza para ativar o ponto do plexo solar da reflexologia a fim de acalmar e fortalecer você.

>> **Ver p.** *154*

SUPORTE EXTRA
Experimente esta calmante postura sentada contra uma parede para proporcionar alívio se suas pernas ficarem cansadas das posturas em pé.

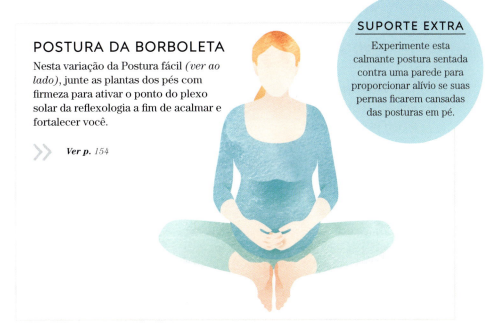

POSTURA DA CRIANÇA

A postura da criança é ótima para ajudar a liberar os ligamentos e músculos que cercam o útero, dando mais espaço ao bebê e induzindo a um estado de relaxamento e calma.

>> **Ver p.** *114*

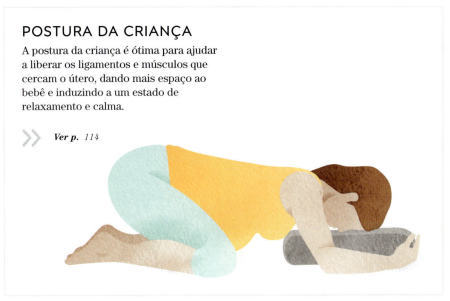

GESTAÇÃO CONSCIENTE

POSIÇÕES PARA O MOMENTO DO PARTO

À medida que o momento do parto se aproxima, as sensações de pressão intensa no fundo da pelve levam as mães a adotar posições que trabalham com a gravidade e a fisiologia. Por um curto período, as forças de expulsão podem se prolongar conforme seu corpo empurra o bebê.

AGACHAMENTO APOIADO

Ao agachar-se durante o trabalho de parto, a gravidade ajudará a trazer o bebê até você. Se achar difícil agachar-se sem ajuda, sente-se em um banco de parto e deixe que seu parceiro sustente a maior parte do seu peso para aliviar a pressão sobre as pernas.

>> **Ver p.** *146*

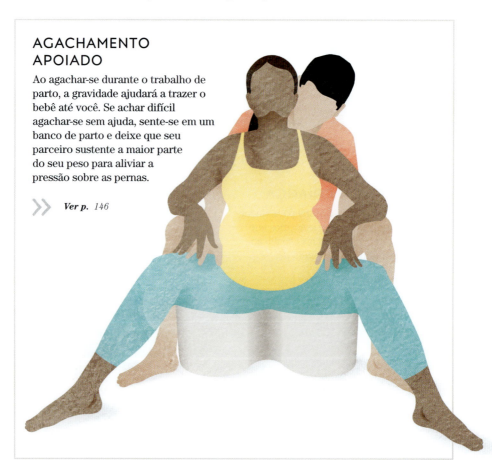

POSTURA DE MESA

Se sentir vontade de empurrar antes de estar totalmente dilatada, pode descer sobre os cotovelos e aliviar a pressão do colo do útero. Entre as forças de expulsão, passe da Postura de mesa de volta à Postura da criança.

≫ *Ver p.* 147

POSTURA DE REPOUSO DEITADA DE LADO

Se você teve um trabalho de parto longo e está cansada demais para permanecer em pé, uma posição deitada de lado pode ser uma pausa bem-vinda. A doula e/ou enfermeira obstetra podem sustentar sua perna de cima durante os esforços de expulsão e você pode descansar e recarregar as energias entre as contrações.

≫ *Ver p.* 157

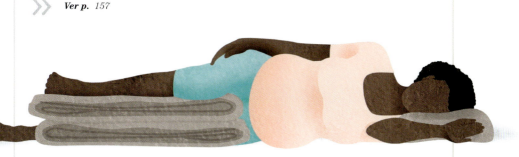

VOCÊ E O BEBÊ

Conforme você se adapta ao recém--nascido que acabou de chegar, há muitas maneiras de otimizar com consciência sua recuperação física. A seguir você encontrará remédios naturais para a cicatrização pós-parto e melhora do sono, bem como conselhos nutricionais para promover um suprimento saudável de leite materno. Durante esse período de intenso ajuste emocional, exercícios de meditação e respiração irão fortalecê-la enquanto você se adapta à vida de nova mãe.

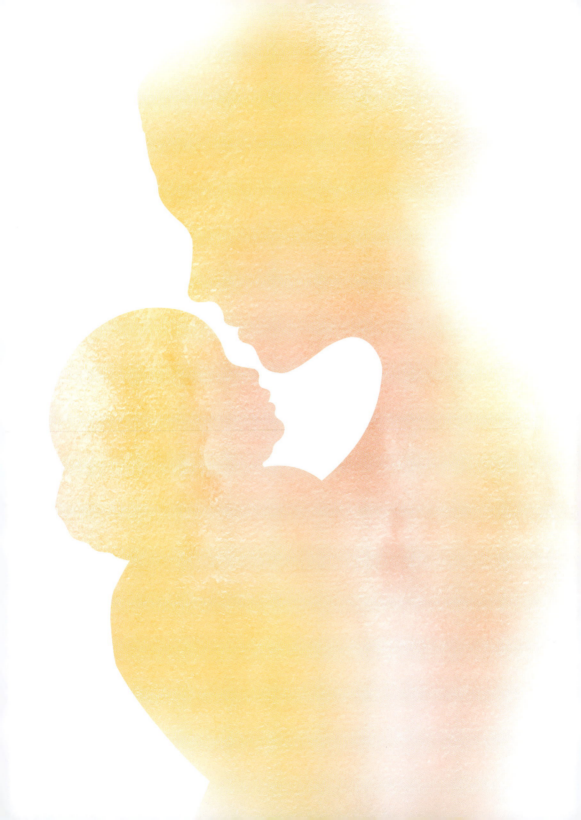

INTRODUÇÃO

Você e o bebê

O bebê não foi o único que nasceu; você também nasceu como mãe. Seja gentil consigo mesma e aceite suas emoções ao conhecer o bebê e se adaptar ao seu novo papel.

Criar laços com o bebê
Embora muitas mães sintam uma enorme onda de amor pelo filho imediatamente após o nascimento, isso não ocorre com todas as mães, sobretudo no caso de um parto difícil. Lembre-se de que o vínculo com o bebê acontece durante toda a vida – não apenas na primeira hora após o nascimento.

Tornar-se uma mãe consciente
A maternidade consciente é uma extensão natural de uma gestação consciente. É uma abordagem gentil, curiosa e receptiva quanto a ser uma nova mãe, que é abundantemente generosa em bondade.

Estar consciente é muito mais fácil quando tudo está cor-de-rosa. Durante momentos difíceis, por exemplo, quando você não dorme bem, sua percepção consciente será ainda mais importante. Observe como fala consigo mesma acerca de suas habilidades como mãe e como seus pensamentos afetam a maternidade/parentalidade, a amamentação e a conexão com o recém-nascido. Mesmo um momento de respiração lenta e focada enquanto você troca com consciência a fralda do bebê irá ajudá-la a permanecer presente e conectada com ele.

Quando você é receptiva e gentil consigo mesma sem julgamento, sua capacidade de ter um relacionamento mais gratificante e próspero consigo mesma como uma nova mãe e seu lindo bebê é ilimitada.

Gerenciar emoções
Essa é uma época da vida de intensas mudanças físicas e emocionais que se alterarão a cada dia. Alguns dias podem parecer uma estação de tempestades, e outros serão ensolarados e frescos. As tempestades sempre passam, e a

VOCÊ E O BEBÊ

intensidade dessa época da vida também. Nos primeiros dias após o nascimento, é provável que seus hormônios estejam em queda livre e é normal sentir-se cansada e chorosa. Lembre-se de que isso é apenas temporário. Você e seu parceiro(a) podem se beneficiar da respiração consciente (*ver pp. 196 e 210*) para ajudá-los a lidar com emoções intensas, especialmente se você estiver se sentindo sobrecarregada.

Remédios calmantes

Quando o leite materno começa a descer, alguns dias depois do parto, você pode sentir as mamas inchadas, duras e quentes. A amamentação frequente pode ajudar no ingurgitamento; folhas de repolho verde frias colocadas no tórax podem ser muito calmantes (*ver p. 200*).

Usar uma compressa fria de ervas (*ver p. 212*) ou tomar um banho de ervas (mas só alguns dias depois do parto, *ver p. 212*) pode ajudar a reduzir uma eventual sensibilidade perineal.

Contato pele com pele

Frequentemente, o recém-nascido mama pela primeira vez e depois dorme por algumas horas. No entanto, na segunda noite, é provável que a criança esteja ativa, inquieta e com fome. Esse é um comportamento normal do recém-nascido e mantê-lo pele com pele pode ajudá-lo a se acalmar.

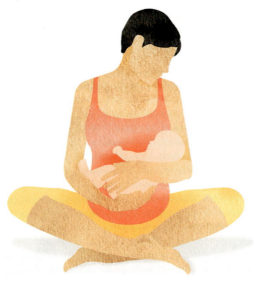

193

MEDITAÇÃO

Reenergizar

Reservar apenas alguns minutos para meditar todos os dias pode restaurar e recarregar a mente e o corpo enquanto nova mãe e ajudá-la a se sentir revigorada e pronta para o que cada momento traz.

VOCÊ E O BEBÊ

1

Deixe que sua mente se aquiete e os músculos relaxem, da cabeça aos pés. Sinta-se mais confortável a cada momento que passa.

2

Observe as áreas em que os músculos estão tensos e deixe a sensação de relaxamento começar aí. O suave subir e descer do tórax é muito calmante – cada vez que expira, o tórax desce suavemente e você sente como se toda a tensão estivesse deixando seu corpo. Ao inspirar, sinta-se ficando ainda mais profundamente relaxada. Apenas descanse...

3

Use a visualização para focar a mente e proporcionar férias mentais por alguns momentos. Imagine um lugar tranquilo: uma cabana tranquila nas montanhas, um lago calmo, uma floresta onde você ouve os sons da natureza. Imagine-se lá agora, relaxando nesse lugar tranquilo. Traga todos os detalhes à tona, vagando por esse lugar lindo e calmo. Sinta-se relaxando ainda mais profundamente.

4

Você está flutuando como uma pena no ar, movendo-se de um lado para o outro e flutuando ainda mais fundo agora. Seus braços e pernas estão tão pesados. Você está afundando como se estivesse cercada por travesseiros. Afundando cada vez mais na calma e no conforto. Afundando na suavidade. Rodeada de suavidade. Em repouso...

5

Você está se sentindo descansada e restaurada, pronta para qualquer desafio. Esse tempo foi bem gasto. Seu bem-estar é importante.

RESPIRAÇÃO

Você é suficiente

Como nova mãe, os dias às vezes podem parecer de isolamento. Pratique este exercício regularmente, a fim de ter estado de espírito para reconhecer o que está acontecendo em sua mente e fazer amizade até mesmo com as emoções mais difíceis.

1

Sente-se confortavelmente e concentre-se na respiração. Desloque a consciência do topo da cabeça até os pés. Inspire autocompaixão e expire dúvidas. Quando estiver pronta, pense em uma dificuldade que esteja despertando emoções desafiadoras. Observe como pode estar inclinada a afastar essas emoções.

2

Imagine uma figura amorosa e sábia, que represente amor e carinho incondicionais, envolvendo-a em um cobertor quente de amor.

3

Deixe que essa figura sábia a apoie ao ouvir estas palavras: "Tudo ficará bem. Você é suficiente. Você não está sozinha".

4

Essa figura compassiva está sempre com você – é uma parte sagrada sua. Você pode se conectar com essa parte de si a qualquer momento.

5

Traga a atenção à respiração e deixe que essa parte sábia de você emerja e se expanda na presença de emoções desafiadoras.

VOCÊ E O BEBÊ

"Quanto mais você consegue fluir com os altos e baixos, mais clareza e paz você pode trazer a cada momento."

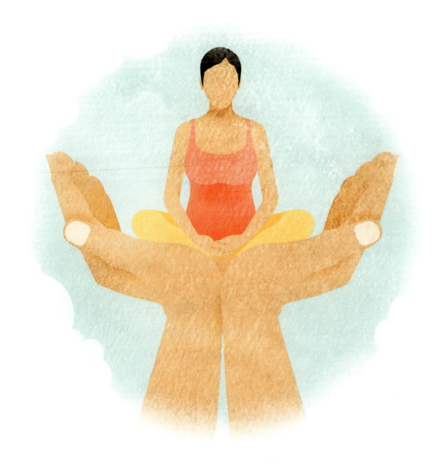

NUTRIÇÃO

Alimentos nutritivos pós-parto

Este é um momento de cuidar de si mesma, tanto quanto de cuidar do bebê, então cultive uma atitude compassiva e carinhosa consigo mesma, começando pelos alimentos que consome. Escolha alimentos frescos, naturais, que forneçam energia e melhorem o humor.

Certifique-se de beber bastante água e estar bem hidratada, principalmente se estiver amamentando. Boas ideias de refeições nutritivas incluem caçarolas e ensopados que a aquecem e recompõem, que podem ser feitos com **vegetais** e **leguminosas**. Peixes saudáveis e com baixo teor de mercúrio, como **salmão selvagem** e **sardinha**, contêm gorduras "boas" e podem ser servidos com uma seleção de **vegetais de folhas verdes**. Inclua alimentos ricos em colágeno e proteínas para reparação de tecidos, como **caldo de osso**. Considere também tomar **probióticos** para fortalecer o sistema imune.

Antes de o bebê chegar, abasteça o *freezer* com refeições pré--preparadas, de modo que seja necessário pouco esforço para consumir alimentos reconfortantes e ricos em nutrientes. Mantenha uma seleção de lanches saudáveis à mão, em vez de lanches cheios de açúcar ou gordura que fornecem uma quantidade mínima de nutrientes. Alimentos que contêm aveia são ótimos para a produção de leite (*ver p. 205*) e podem ajudar a aliviar a constipação.

VOCÊ E O BEBÊ

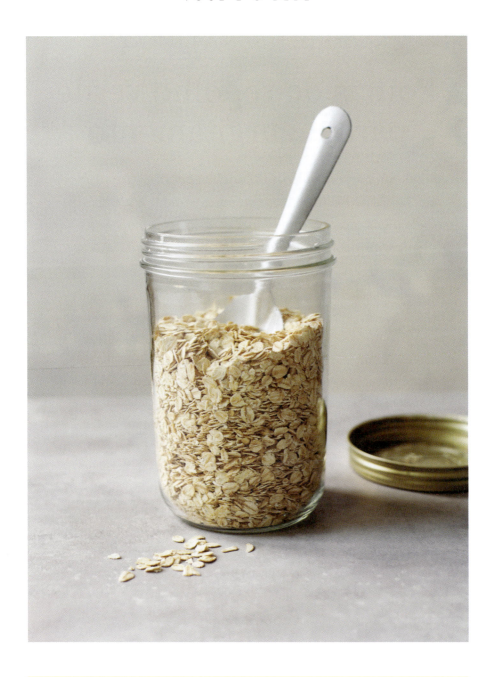

REMÉDIOS NATURAIS

Folhas de repolho verde para ingurgitamento

Alguns dias depois do parto, é muito comum se deparar com mamas desconfortavelmente pesadas, rígidas e até doloridas quando o leite desce totalmente. Folhas de repolho verde frias e calmantes podem ajudar a aliviar o ingurgitamento.

A melhor maneira de ajudar a reduzir o ingurgitamento é manter o bebê pele com pele durante os primeiros dias e colocá-lo para mamar com frequência. Pergunte também ao seu médico sobre o amolecimento por pressão reversa para garantir que o bebê tenha uma boa pega se a mama estiver ingurgitada. Aplicar **compressas de folhas de repolho verde** no tórax pode ser muito calmante e refrescante e pode ajudar a reduzir o ingurgitamento.

Lave as **folhas verdes de repolho** e coloque-as na geladeira. Pouco antes de usá-las, estenda as folhas com um rolo e molde-as no formato do tórax. Cubra toda a área ingurgitada com as folhas, mas tome cuidado para não colocá-las sobre a pele ferida (coloque ao redor dos mamilos se estes estiverem doloridos). Deixe agir por no máximo 20 minutos, até as folhas murcharem. Não as deixe no local por mais tempo, pois isso pode reduzir a produção de leite.

VOCÊ E O BEBÊ

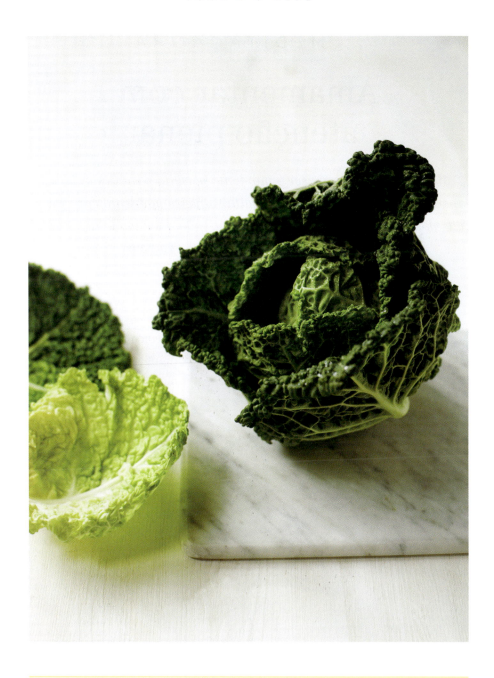

MEDITAÇÃO

Amamentar com atenção plena

Alimentar o bebê pode ser o momento perfeito para desacelerar, apertar o botão de pausa e aproveitar aqueles momentos preciosos das mágicas primeiras semanas como mãe. Este momento agora, exatamente agora, é tudo o que importa.

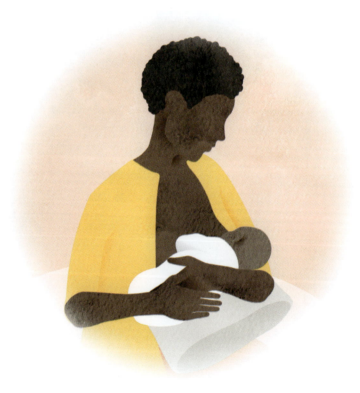

1

Se estiver preparando uma mamadeira, reserve um momento para estar presente enquanto espera a água esquentar. Se estiver usando fórmula, conte intencionalmente as colheres de pó.

2

Desligue a televisão, guarde o telefone e pratique estar presente sem distrações enquanto alimenta o bebê. Mantenha os olhos abertos, olhando suavemente para a criança. Mantenha a si mesma e ao bebê confortáveis e reserve alguns momentos para realmente se conectar com ele. Diga a ele o que está fazendo para que ele possa ouvir sua voz.

3

Traga sua consciência à respiração. Observe o ponto em que as costas tocam a cadeira ou onde os pés se conectam ao solo. Preste atenção ao modo como sente o bebê em seus braços – aquela maravilhosa sensação de conexão e proteção. Observe o cheiro delicioso do recém-nascido e sua ansiosa expectativa de ser alimentado em seus braços. Respire fundo algumas vezes e retome a respiração normal quando o bebê começar a mamar.

4

Observe o que sente em seu corpo – talvez haja áreas que pareçam tensas e áreas mais relaxadas. Apenas observe-as. Traga a consciência a essas áreas. Seu corpo é uma grande fonte de sabedoria quando você presta atenção nele e ouve os sinais que ele está transmitindo.

5

Traga a atenção de volta à respiração. Quando o bebê terminar de mamar, agradeça por esses momentos com ele.

GESTAÇÃO CONSCIENTE

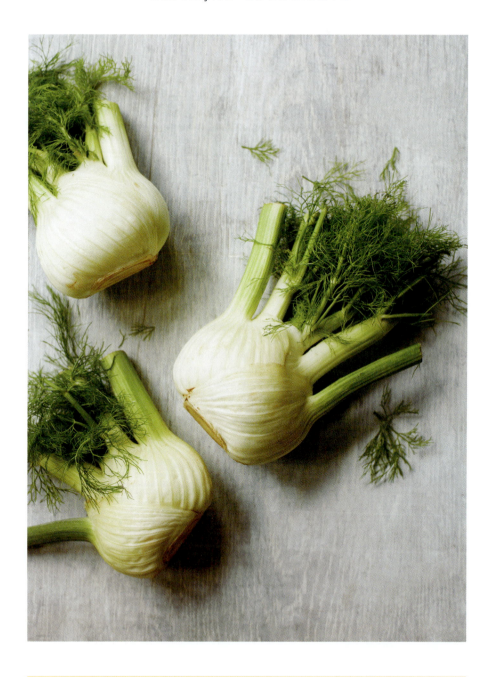

REMÉDIOS NATURAIS

Remédios fitoterápicos para melhorar o suprimento de leite

É muito comum que as novas mães se preocupem em produzir leite suficiente para o bebê, por isso, desde a Antiguidade, muitas culturas têm usado remédios tradicionais para ajudar a manter uma produção abundante de leite.

O estilo de vida e o estresse podem afetar a produção de leite; portanto, antes de usar ervas ou medicamentos, verifique se está hidratada, comendo bem (*ver p. 198*) e descansando o suficiente. Verifique também se o bebê está pegando corretamente a mama. O **feno-grego** é uma das ervas mais conhecidas para aumentar a produção de leite, mas não é recomendada se você for diabética, tiver alergia a amendoim ou se você ou o bebê apresentarem problemas gastrintestinais. O **cardo-santo** costuma ser combinado com o feno-grego e é encontrado em muitos chás de amamentação. A **erva-doce** também auxilia no reflexo de descida do leite e está disponível na forma vegetal ou como chá de ervas, embora seu excesso possa reduzir a produção de leite, portanto, tome no máximo três xícaras de chá de erva-doce por dia.

"Explore atentamente os dedinhos das mãos e dos pés do bebê enquanto o alimenta."

MEDITAÇÃO
Esteja com o bebê

O foco desta meditação é simplesmente estar presente com o bebê – não fazendo mais nada além de estar presente. Experimente fazer este exercício quando o recém-nascido estiver alimentado e calmo para que ambos possam aproveitar o momento.

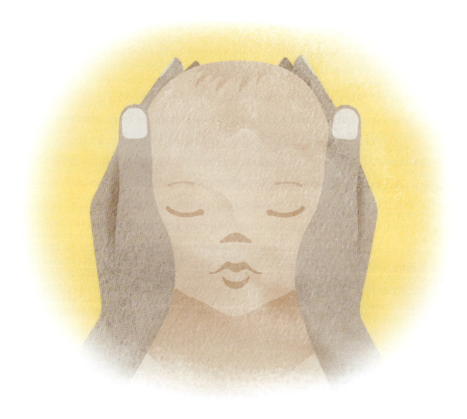

VOCÊ E O BEBÊ

"Mergulhe no seu bebê, imaginando que esta é a primeira vez que vê seu rosto."

1
Fique à vontade. Deixe que seu olhar repouse no rosto do bebê, sorrindo ao fazê-lo e falando suavemente com ele.

2
Ao se acomodar, respire fundo algumas vezes. Deixe de lado quaisquer pensamentos e permita-se estar totalmente presente com o bebê no momento.

3
Observe os olhos perfeitos e os minúsculos cílios do bebê. Observe o diminuto nariz e as bochechas rosadas, como se estivesse vendo tudo isso pela primeira vez.

4
Observe a respiração do bebê, vendo como ela é doce e fácil. Esteja atenta a quaisquer sons que ele esteja fazendo.

5
Pensamentos e sentimentos podem ir e vir. Reconheça-os e volte sua atenção aos sons do recém-nascido. Concentre-se em como você e o bebê estão conectados para sempre. Ao aproveitar esses poucos momentos, você está dando a ele o maravilhoso presente de estar totalmente presente.

GESTAÇÃO CONSCIENTE

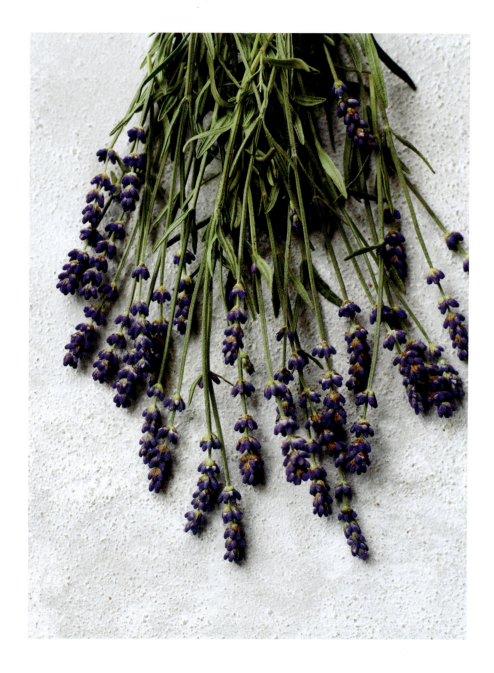

REMÉDIOS NATURAIS

Chás de ervas para insônia

O sono é extremamente importante para sua recuperação física e bem-estar emocional conforme você se adapta à maternidade. Camomila e lavanda são excelentes chás de ervas para ajudar no relaxamento e melhorar o sono.

Um estudo com novas mães com má qualidade de sono descobriu que aquelas que consumiram **chá de camomila** diariamente durante duas semanas relataram melhora no sono. Para fazer seu próprio chá, coloque de quatro a seis **flores** ou **botões de camomila** orgânica em uma bolsa de chá e deixe em infusão em 250 mL de água fervida por três a cinco minutos. Você também pode adicionar açafrão, gengibre ou mel se preferir tons apimentados ou uma bebida mais doce. O **chá de lavanda** é uma maravilhosa alternativa calmante. Coloque uma colher de chá de **flores** secas **de lavanda** inglesa orgânica em uma bolsa de chá e deixe em infusão conforme descrito.

"Se for a primeira vez que consome esses chás de ervas, experimente-os no início da noite para ver como eles afetam você."

RESPIRAÇÃO

Conexão consciente

Tornar-se uma nova mãe pode alterar o relacionamento com seu parceiro. Este exercício respiratório ajudará sua mente e corpo a recriar memórias especiais que vocês compartilham, permitindo que surjam sentimentos de reconexão e intimidade.

1
Sente-se com os olhos fechados e concentre-se na respiração. Pense em uma lembrança especial com seu parceiro ou de quando vocês se conheceram.

2
Concentre-se nos sentimentos de intimidade com seu parceiro – deixe essas memórias florescerem conforme direciona a respiração em seu corpo.

3
Inspire e permaneça com essa respiração enquanto ela enche os pulmões e o abdome. Fique com essas memórias de tranquilidade e conexão.

4
Na próxima respiração, deixe que a respiração desça profundamente à pelve, despertando uma sensação de vitalidade e conexão. Fique atenta à sua respiração enquanto se reconecta com esta parte sagrada do seu eu sensual – uma parte de você que pode ter sido esquecida como nova mãe. Fique com essas memórias.

5
Lentamente, traga a respiração de volta ao abdome. Respire em reconexão com seu corpo e com seu parceiro.

VOCÊ E O BEBÊ

"Deixe que essas memórias de seu parceiro inundem seu corpo com curiosidade, gratidão, intimidade e amor."

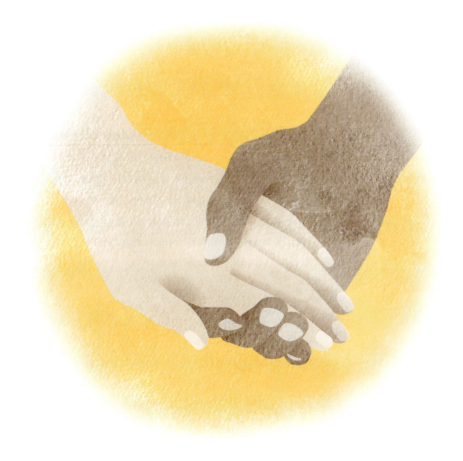

REMÉDIOS NATURAIS

Remédios fitoterápicos para a cicatrização do períneo

Um banho diário com ervas é uma maneira maravilhosamente reconfortante de ajudar seu corpo a se recuperar depois do parto. Pode ajudar a reduzir a inflamação, diminuir as hemorroidas e promover a cicatrização do períneo, quer você tenha levado pontos ou não.

Para fazer a mistura de ervas você precisará de vários saquinhos de musselina, 250 g de sal marinho não refinado e 50 g de **flores de lavanda**, **flores de hamamélis**, **flores de calêndula** e **flores de camomila** (todas podem ser compradas *on-line*). Misture todos os ingredientes e encha os saquinhos de musselina. Prepare um banho de assento quente com um saquinho e deixe as flores e os óleos se infundirem na água (seu banheiro também ficará com um cheiro divino!). Assim que o banho esfriar a uma temperatura confortável, você poderá desfrutar dele.

Outra opção para a cicatrização perineal é o uso de compressas íntimas frias. Trata-se de absorventes de maternidade que você encharca previamente com **hamamélis sem álcool** e guarda no *freezer* para usar na recuperação pós-parto. Você também pode adicionar uma gota de **óleo essencial de lavanda** ou **aloe vera**, se desejar. Deixe descongelar por alguns minutos e depois aplique no períneo para reduzir a dor e o inchaço.

VOCÊ E O BEBÊ

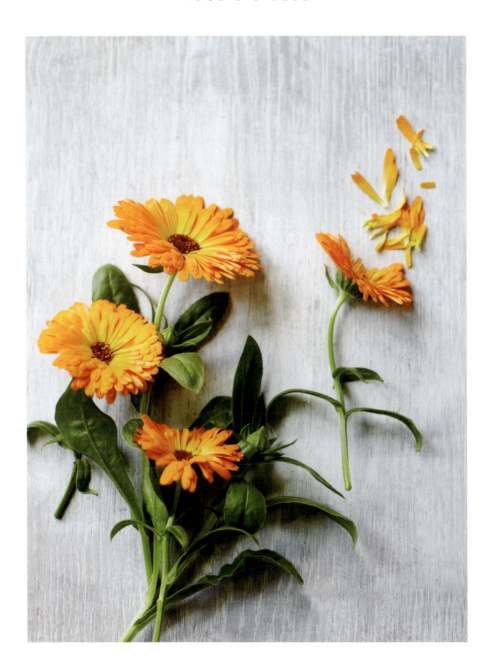

YOGA PÓS-PARTO

Prática e postura

Como nova mãe, é recomendável que você não volte a praticar exercícios nas primeiras seis semanas após o parto. No entanto, alguns alongamentos suaves para o pescoço e os ombros podem ser maravilhosos quando você carrega um recém-nascido o dia todo.

No início, o exercício pode ser a última coisa que passa em sua mente privada de sono, mas fazer uma pausa para um momento de yoga quando surge a oportunidade possibilita que você crie um espaço consistente para se conectar com seu corpo e respiração neste momento de grandes mudanças. Você pode fazer algumas posturas com o bebê ao seu lado e girar o pescoço enquanto está sentada ereta, amamentando-o. Antes de retornar à prática regular de yoga, sua doula e/ou enfermeira obstetra, professora de yoga, ou médico obstetra deve verificar se há separação nos músculos abdominais do *core*. Lembre-se de que seu corpo pode parecer muito diferente, então aproxime-se dessa sua nova versão com uma atitude de aceitação.

"*Este é um momento para reabastecer e nutrir generosamente seu corpo, física e emocionalmente.*"

VOCÊ E O BEBÊ

SEQUÊNCIA DE 10 MINUTOS

Uma introdução lenta e suave aos exercícios é fundamental depois de ter um bebê. No início, você pode querer fazer apenas uma dessas posturas, dependendo de como estiver se sentindo. À medida que fica mais forte e tem mais energia, pode adicionar algumas posturas de modo a formar uma sequência.

01

ROLAMENTOS DE PESCOÇO

Ao lidar com as diferentes posições de amamentação, este exercício simples pode aliviar a tensão na parte superior da coluna e do pescoço. Acomode-se na Postura fácil (*ver p. 153*). Ao expirar, deixe a orelha esquerda cair sobre o ombro esquerdo. Puxe os ombros para baixo. Ao inspirar, mova a cabeça para trás, para a posição neutra, e, em seguida, coloque o queixo no tórax. Repita do outro lado. Continue por alguns minutos.

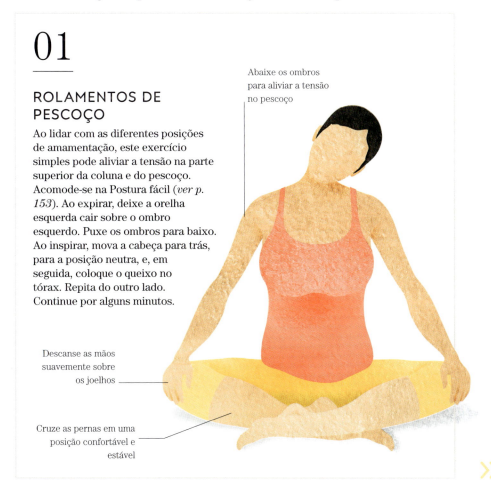

Abaixe os ombros para aliviar a tensão no pescoço

Descanse as mãos suavemente sobre os joelhos

Cruze as pernas em uma posição confortável e estável

215

GESTAÇÃO CONSCIENTE

02

ALONGAMENTO LATERAL NA POSIÇÃO SENTADA

Esta postura enfatiza a amplitude da parte superior do corpo, o que pode ser revigorante depois de alimentar e carregar o recém-nascido. Sente-se ereta na Postura fácil, com as pernas cruzadas ou com as solas dos pés unidas. Incline-se lentamente para a esquerda de modo que o cotovelo alcance o chão. Deixe o braço direito flutuar para cima, mas sem curvar o ombro. Respire durante o alongamento por cerca de 30 segundos e repita do outro lado. Continue por alguns minutos.

HORMÔNIOS DA GESTAÇÃO

Esteja ciente de que seu corpo ainda está sob a influência do hormônio relaxina, portanto, faça apenas movimentos lentos e suaves.

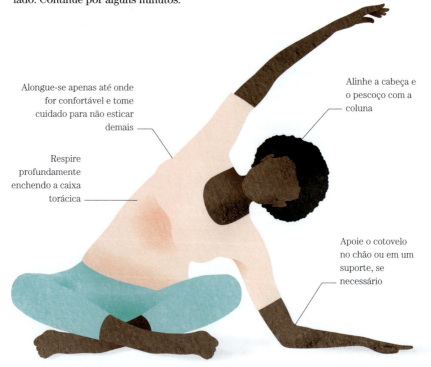

Alongue-se apenas até onde for confortável e tome cuidado para não esticar demais

Respire profundamente enchendo a caixa torácica

Alinhe a cabeça e o pescoço com a coluna

Apoie o cotovelo no chão ou em um suporte, se necessário

VOCÊ E O BEBÊ

03

POSTURA DO GUERREIRO

Conforme sua energia retorna, essa postura de poder incorpora força, estabilidade e equilíbrio. Levante-se lentamente e passe para a Postura da montanha (*ver p. 143*). Afaste bem os pés e gire o pé esquerdo em 90 graus. Gire a parte superior do corpo de modo a seguir a direção dos dedos dos pés, inspire e levante os braços. Expire e flexione o joelho esquerdo. Levante o queixo e mantenha por 20 segundos. Inspire, estenda o joelho, gire o corpo para a frente para de modo a retornar à Postura da montanha e repita do outro lado. Continue por alguns minutos.

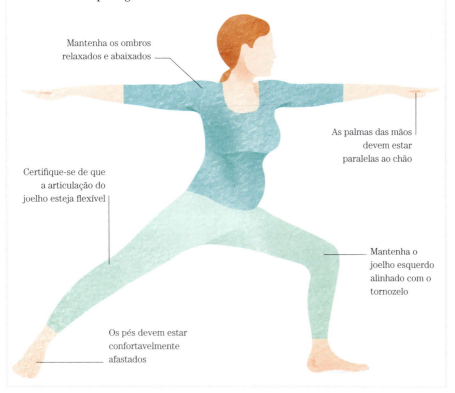

Mantenha os ombros relaxados e abaixados

As palmas das mãos devem estar paralelas ao chão

Certifique-se de que a articulação do joelho esteja flexível

Mantenha o joelho esquerdo alinhado com o tornozelo

Os pés devem estar confortavelmente afastados

Referências bibliográficas

014-015 Meditação

L. Duncan et al., "Benefits Of Preparing For Childbirth With Mindfulness Training: A Randomized Controlled Trial With Active Comparison", *BMC Pregnancy and Childbirth* 17 (2017).
K. Shreffler et al., "Effect Of A Mindfulnessbased Pilot Intervention On Maternal-fetal Bonding", *International Journal of Women's Health* 11 (2019), pp377–380.
I. Nyklíček et al., "Mindfulness Skills During Pregnancy: Prospective Associations With Mother's Mood And Neonatal Birth Weight", *Journal of Psychosomatic Research* 107 (2018), pp14–19.
K. Bassam et al., "Mindfulness-based Stress Reduction for Healthy Individuals: A Meta-analysis", *Journal of Psychosomatic Research* 78, no. 6 (2015), pp519–528.
W. Sriboonpimsuay et al., "Meditation for preterm birth prevention: a randomized controlled trial in Udonthani, Thailand", *International Journal of Public Health Research* 1, no. 1 (2011), pp31–39.
J. Ong et al., "A Randomized Controlled Trial Of Mindfulness Meditation For Chronic Insomnia: Effects On Daytime Symptoms And Cognitive-Emotional Arousal", *Mindfulness* 9 (2018).

022-023 Remédios naturais

M. Beckmann and O. Stock, "Antenatal Perineal Massage For Reducing Perineal Trauma", *Cochrane Database of Systematic Reviews* (2013).

026-029 Nutrição

R. Bailey et al., "Estimation Of Total Usual Dietary Intakes Of Pregnant Women In The United States", *JAMA Network Open* 2 (2019).
L. Nichols, *Real Food For Pregnancy: The Science and Wisdom of Optimal Prenatal Nutrition*, Lily Nichols, USA, 2018.
NICE, "Quality Statement 1: Healthy Eating In Pregnancy", *NICE* [artigo *on-line*], 2015, https://www.nice.org.uk/guidance/qs98/chapter/Quality-statement-1-Healthy-eatingin-pregnancy (acessado em fev-jun 2019).
NHS, "Foods to Avoid in pregnancy", *NHS* [artigo *on-line*], Jan 2017, www.nhs.uk/conditions/pregnancy-and-baby/foods-toavoid-pregnant (acessado em fev-jun 2019).

030-031 Hipnoparto

D. Spiegel, "The Mind Prepared: Hypnosis in Surgery", *Journal of the National Cancer Institute* 99, no. 17 (2007), pp1280–1281.
D. Patterson and P. Jensen "Hypnosis and clinical pain", *Psychological Bulletin* 129 (2003), pp495–521.
P. La Marca-Ghaemmaghami et al., "Secondtrimester amniotic fluid corticotropinreleasing hormone and urocortin in relation to maternal stress and fetal growth in human pregnancy", *Stress* (2017).
J. Richardson et al., "Hypnosis for nausea and vomiting in cancer chemotherapy: a systematic review of the research evidence", *European Journal of Cancer Care* 16 (2007), pp402–412.

REFERÊNCIAS BIBLIOGRÁFICAS

052-053 Gengibre para náuseas
RCOG, "The Management of Nausea and Vomiting of Pregnancy and Hyperemesis Gravidarum", RCOG [artigo *on-line*], Jun 2016, https://www.rcog.org.uk/globalassets/documents/guidelines/green-top-guidelines/gtg69-hyperemesis.pdf (acessado em fev-jun 2019).

062-063 Vitamina D
Dovnik and F. Mujezinović, "The Association Of Vitamin D Levels With Common Pregnancy Complications", *Nutrients* 10 (2018).
NHS, "How To Get Vitamin D From Sunlight", *NHS* [artigo *on-line*], Aug 2018, www.nhs.uk/live-well/healthy-body/how-to-get-vitamin-d-from-sunlight (acessado em fev–jun 2019).

084-085 Comer com atenção plena
J. Matthews et al., "Psychosocial Predictors Of Gestational Weight Gain And The Role Of Mindfulness", *Midwifery* 56 (2018).

136-137 Tâmaras Medjool
M. Nasiri et al., "Effects Of Consuming Date Fruits (Phoenix Dactylifera Linn) On Gestation, Labor, And Delivery: An Updated Systematic Review And Meta-Analysis Of Clinical Trials", *Complementary Therapies in Medicine* 45 (2019).

168-169 Óleos essenciais para o trabalho de parto
K. Najmabadi, "Systematic Review And Meta-Analysis Of Randomized Clinical Trials On The Effect Of Aromatherapy With Lavender On Labor Pain Relief", *Journal of Women's Health Care* 06 (2017).

208-209 Chás de ervas para insônia
S. Chen and C. Chen, "Effects Of Lavender Tea On Fatigue, Depression, And Maternal-Infant Attachment In Sleep-Disturbed Postnatal Women", *Worldviews on Evidence-Based Nursing* 12 (2015).
S. Chen and C. Chen, "Effects Of An Intervention With Drinking Chamomile Tea On Sleep Quality And De pression In Sleep Disturbed Postnatal Women: A Randomized Controlled Trial", *Journal of Advanced Nursing* 72 (2015).

Leituras sugeridas
L. Hicks et al., "Mindfulness Moderates Depression And Quality Of Prenatal Attachment In Expectant Parents", *Mindfulness* 9 (2018).
G. Kappen et al., "On The Association Between Mindfulness And Romantic Relationship Satisfaction: The Role Of Partner Acceptance", *Mindfulness* 9 (2018).

Índice remissivo

A
Abacates 82
Aborto espontâneo 38
Aceitação 11
Acelga 45
Ácidos graxos
　essenciais 82
　ômega-3 82
Acupressão 163
Adrenalina 33, 162
Afirmações positivas 96-7
Afundo baixo 145
Agachamento 107, 146
　apoiado 184, 188
Água
　para beber 27, 198
　potável 27, 198
Alface 40
　-do-mar 59
Alimentação com mamadeira 202-3
Alimentos
　planejamento à frente 121
　ver também Nutrição
Alívio da dor
　abordagem consciente para 160-1
　hipnoparto 30, 31
　medicação 162
　no trabalho de parto 160-3
　respiração 172-3
　sistema de "comportas" 162
　yoga 19
Aloe vera 23
Alongamento lateral na posição sentada 156, 216
Amamentação
　alimentar o bebê com atenção plena 202-3
　preparação para 121
　remédios calmantes 193, 200
　remédios naturais 23, 205
Ameixas 87
Amêndoas 45
Ansiedade
　no trabalho de parto 17, 161-2

respiração centrada no coração 46
Aparelho de TENS 162-3
Arenque 62
Arroz 27
Aspargos 40
Atenção plena 10-1
Aveia 94
Aves 67
Azia 84

B
Bacalhau 59
Banheira no trabalho de parto 163
Banho, consciente 60-1
　de assento com ervas 193, 212
Bebê 190-3
　contato pele com pele 164, 165, 193
　meditação "conheça o bebê" 180-1
　meditação "esteja com o bebê" 206-7
　parto 164-5
　primeiro trimestre 39
　segundo trimestre 79-80
　sono 121
　terceiro trimestre 119-20
　vínculo com 13, 15, 138, 165, 192
Beterraba 40
Biscoitos 48, 94
Bolas de parto 183
Brócolis 40, 45

C
Cafeína 87
Cálcio 45
Caldo de osso 23, 67
Calma
　meditação do casulo de calma 88-9
　remédios naturais 23
Calorias 28
Caminhada, consciente 64-5

Carboidratos 27
Carne
　bovina 87
　vermelha 48, 59, 67, 87
Castanha-de-caju 87
Cavala 82
Cereais 48, 94
Cérebro
　de "cachorrinho" 14, 16
　de "macaco" 14
　do bebê 12
　período de atenção 14, 16
Chás de ervas
　chá de folhas de framboesa 125
　para insônia 209
Chocolate 94
Círculos de quadril 72, 108, 147
Cirurgia, cesariana 31, 162
Colágeno 23
Colina 59
Colo do útero 162, 173
Colocar pele com pele 164, 165, 193
Colunas da atenção plena 11
Comer com atenção plena 13, 84
Compressas
　de folhas de repolho verde 200
　íntimas frias 23, 193, 212
Comunidade, senso de 19
Confiança 11
Consciência amável
　(kindfulness) 6, 38
Constipação 94
Contrações
　abordagem consciente a 160-1
　expulsão 178-9
　meditação 167
Cordão umbilical 165
Coroar 164
Couve 40
　-de-bruxelas 40
　-flor 40

ÍNDICE REMISSIVO

D
Damascos, secos 87
Defeitos do tubo neural 48
Deixe para lá 11
Dentes, escovar 13
Desacelerando 13
Desejos 27
Dieta
   vegana 27
   vegetariana 27
   ver Nutrição
Doulas 80, 121, 163

E
Edamame 94
Emoções 13
   pós-parto 192-3
   primeiro trimestre 37
Endorfinas 33, 165
Enjoo matinal 20, 30, 50-1, 53-4
Epidural 162, 164
Ervilhas 87
Escovar os dentes 13
Espinafre 40, 48, 87
Esquecimento 12
Estresse 15
   e comer demais 24
   hipnoparto e 30
   no trabalho de parto 33, 161-2
   respiração e 172-3
Estrias 23
Eventos noturnos 121
Exercício
   caminhada consciente 64-5
   ver também Yoga
Expulsão 162-4, 178-9
Extrato de fermento 48

F
Farelo 94
Fazer dieta 28
Feijão 40, 59, 87
Feno-grego 23
Férias 79
Ferro 87
Fibras 27, 94
Figos 87, 94
Figura de oito em uma bola de parto 183

Flexibilidade, yoga 19
Foco 10, 13
Folato (ácido fólico) 40
Folhas de repolho verde, para mamas ingurgitadas 193, 200
Fome 24
   meditação da fome 27
Força, yoga 19
Fotografias 119
Framboesas 94
Frango 59
Freezer 198
Frutas 27, 94
   cítricas 40
   vermelhas 27, 94
Frutos do mar 59

G
Ganho de peso 15
Gengibre 20, 53
Gérmen de trigo 59
Gesso de barriga 119
Giros em pé 102-5
Gorduras, na dieta 27, 82
Granola 94
Grão-de-bico 67
Gratidão 11, 13

H
Hidratação 27, 198
Hidratantes 23
Hipnoparto 30-3
   bem-estar matinal 50-1
   benefícios do 31
   floresta mágica 134-5
   no trabalho de parto 31, 33
   segundo trimestre 96-7
   terceiro trimestre 132-5, 140
   uma memória especial 140
   visualização do nascimento 132-3
Homeopatia 174
Hora de ouro 165
Hormônios
   da tireoide 59
   no trabalho de parto 161
Humor 15

I
IMC (índice de massa corporal) 28

Incômodos e dores 19
Indigestão 84
Insônia 98, 209
Iodo 59
Iogurte 45, 59

L
Lanches 198
Laticínios 45, 48, 59
Laxantes 94
Legumes 59
Leite
   na dieta 45, 48, 59, 62
   ver também Amamentação
Lenços 163
Lentilhas 27, 40, 67
Linguado 59
Luz solar 62

M
Mamas
   inchadas 193, 200
   ingurgitadas 193, 200
Manteiga de amendoim 67
Mantras 38, 160
Massagem 118-9
   no trabalho de parto 162, 163
   óleo de coco 90
   perineal 23, 119, 130
Maternidade, atenção plena 192
Medicação, no trabalho de parto 162
Meditação 14-5
   a flor de lótus 176
   alimentar o bebê com atenção plena 202-3
   banho consciente 60-1
   benefícios da 15
   caminhada consciente 64-5
   casulo de calma 88-9
   comer com atenção plena 84
   da flor 176
   da fome 27
   de compaixão 128-9
   de um minuto 42
   de varredura corporal, 56, 122-3
   do casulo de calma 88-9
   esteja com o bebê 206-7
   minivarredura corporal 56

para o parto 180-1
para o trabalho de parto 166-7, 170-1, 176
para reenergizar 194-5
pós-parto 194-5, 202-3, 206-7
primeiro trimestre 42, 56, 60-1, 64-5
segundo trimestre 84, 88-9
terceiro trimestre 122-3, 128-9, 138
vínculo com o bebê 138
Memórias 140
especiais, exercício de hipnoparto 140
Mente de iniciante 11
Minerais 27
Minivarredura corporal 56
Mostarda 40
Movimento, no trabalho de parto 163
Músculos
das nádegas 80
do assoalho pélvico 80-1

N
Náuseas 20, 30, 50-1, 53-4
Nutrição 24-9
alimentos a evitar 28
pós-parto 198
primeiro trimestre 40, 45, 48, 59, 62, 67
segundo trimestre 82, 87, 94

O
Oleaginosas 24, 59, 82, 94
Óleo(s) 82
cítrico 54
de abacate 82
de amêndoa, massagem perineal 130
de coco 90
de milho 82
de soja 82
vegetais 82
Óleos essenciais
para a insônia 23, 98
para enjoo matinal 20, 54
para o trabalho de parto 169
Olfato, sentido do 54

Ovos 40, 48, 59, 62, 67, 82
Oxigênio, respiração consciente 16
Oxitocina 80
cantar para o bebê 80
hipnoparto 33
massagem e 90, 118
no trabalho de parto 161, 162
pós-parto 165

P
Paciência 11
Palestra pré-natal 80
Pão 27, 94
Parceiro
relacionamento com 210
ver também Parceiros de parto
Parceiros de parto 120
doulas 80, 121, 163
enfermeiras obstetras 120
Parteiras (enfermeiras obstetras) 120
Parto
cesariana 31, 162
coroar 164
de lótus 165
meditação 180-1
na água 163
preparar para 120, 121
respiração para a expulsão 178-9
sem perturbações 161-2
ver também Trabalho de parto; período pós-parto
visualização 132-3
yoga 188-9
Peixe 59, 62, 67
Pele
contato pele com pele 164, 165, 193
do bebê 119-20
estrias 23
massagem 90
remédios naturais 23
Pensamentos poderosos para o trabalho de parto 170-1
Peras 94
Períneo
massagem 23, 119, 130

remédios fitoterápicos para o 193, 212
Período de atenção 14, 16
Período pós-parto
conhecendo o bebê 164-5
meditação 194-5, 202-3, 206-7
nutrição 198
planos pós-parto 121
remédios naturais 200, 205, 209, 212
respiração 196-7, 210
yoga 214-7
Pescada 59
Petidina 162
Pipoca 94
Piscina/banheira, no trabalho de parto 163
Placenta 165
Postura da borboleta 154, 187
Postura da criança 74, 114, 187
Postura da montanha 69, 101, 143, 186
Postura da vaca 109, 148, 185
Postura de mesa 71, 108, 147, 189
com rolamentos de quadril 184
Postura de repouso 75, 186-7
deitada de lado 115, 157, 189
Postura do cachorro olhando para baixo 110
Postura do filhote de cachorro 73, 111, 149
Postura do gato 109, 148, 185
Postura do guerreiro 106, 217
sentada 144
Postura do herói 150
reclinado 151
Postura do pombo 112-3
sentada 152
Postura do sapateiro 155
Postura fácil 70, 153, 186
Presunto 48
Primeiro trimestre 34-75
desenvolvimento do bebê 39
hipnoparto 50-1
meditação 42, 56, 60-1, 64-5
nutrição 40, 45, 48, 59, 62, 67
remédios naturais 53-4
respiração 46

ÍNDICE REMISSIVO

yoga 68-75
Proteína 27, 67
Punhos 27, 67
   síndrome do túnel do carpo 71

Q
Quadro de visualização 32
Queijo 48

R
Rebozo 163
Recém-nascido *ver* bebê
Relacionamentos
   com o parceiro 210
   vínculo com o bebê 13, 15, 138, 165, 192
Remédios calmantes 23, 193, 200
Remédios fitoterápicos para cicatrização perineal 212
Remédios naturais 20-3
   chás de ervas para insônia 209
   para a amamentação 205
   para o trabalho de parto 169, 174
   pós-parto 200, 205, 209, 212
   primeiro trimestre 53-4
   segundo trimestre 90, 98
   terceiro trimestre 125, 130, 137
Resistência, yoga 19
Respiração 13, 16-7
   abdominal 16
   centrada no coração 46
   conexão consciente 210
   na yoga 19
   no trabalho de parto 17, 172-3, 178-9
   para a expulsão 178-9
   pós-parto 196-7, 210
   relaxante 126
   segundo trimestre 92
   som de abelha zumbindo 92
   superficial 16
   terceiro trimestre 126
   ver também Hipnoparto
   você é suficiente 196-7
Rolamentos
   de pescoço 215
   de quadril, postura de mesa com 184
Rotina de sono 98

S
Sal 59
Salmão 48, 62, 82
Sardinhas 45, 62, 82
Segundo trimestre 76-115
   hipnoparto 96-7
   meditação 84, 88-9
   nutrição 82, 87, 94
   remédios naturais 90, 98
   respiração 92
   yoga 100-15
Segurança
   alimentos a evitar 28
   hipnoparto 33
   meditação 14
   respiração 17
   yoga 18
Sementes 45, 82
   de abóbora 67, 87
   de gergelim 45, 59
   de girassol 24
Síndrome do túnel do carpo 71
Sistema digestório
   constipação 94
   primeiro trimestre 36-7
Sono 15
   insônia 98, 209
   recém-nascidos 121
   remédios naturais 23
Suco de laranja 62, 87
Suplemento de óleo de peixe 82

T
Tâmaras Medjool 137
Tempo para si 19
Terceiro trimestre 116-57
   hipnoparto 132-5, 140
   meditação 122-3, 128-9, 138
   planejamento à frente 121
   remédios naturais 125, 130, 137
   respiração 126
   varredura de corpo inteiro 122-3
   yoga 142-57
Trabalho de parto 158-89
   hipnoparto 31, 33
   medicação 162, 166-7, 170-1, 176
   parto "sem perturbações" 161-2
   preparação para 120, 121
   primeiro estágio 162
   remédios naturais 169, 174
   respiração 17, 172-3, 178-9
   segundo estágio 162-4
   terceiro estágio 165
   ver também Parto
   vocalização 172-3
   yoga 182-7
Trimestres
   primeiro trimestre 34-75
   segundo trimestre 76-115
   terceiro trimestre 116-57
Truta 82

U
Uvas-passas 87

V
Varredura de corpo inteiro 122-3
Vegetais 27
   de folhas verdes 45, 87
Verniz caseoso 119-20
Vínculo com o bebê 13, 15, 138, 165, 192
Visualização 32
   da floresta mágica 134-5
   ver também Hipnoparto
Vitamina(s) 27
   B12 48
   D 62
Vocalização, no trabalho de parto 172-3
Você é suficiente, exercício respiratório 196-7
Volume sanguíneo 37, 87

Y
Yoga 18-19
   benefícios da 19
   no trabalho de parto 182-7
   pós-parto 214-7
   primeiro trimestre 68-75
   segundo trimestre 100-15
   terceiro trimestre 142-57

SOBRE A AUTORA

Tracy Donegan, **RM**, é parteira (enfermeira obstetra) com formação médica, autora com trabalhos publicados e especialista em parto positivo. Nascida na Irlanda, Tracy viveu e trabalhou em três continentes e atualmente mora na Califórnia com o marido e dois filhos. Ela é a fundadora e presidente da GentleBirth, que combina a ciência do cérebro, a ciência do parto e a tecnologia para capacitar os pais a vivenciarem um parto positivo por meio da preparação. A GentleBirth é líder global em formação para o parto, com instrutores certificados vindos de mais de uma dúzia de países e um aplicativo para celular disponível em 155 países. O aplicativo fornece visualizações guiadas, meditações e técnicas de respiração para ajudar no preparo para um parto consciente. Tracy é uma palestrante popular, que representa a GentleBirth em conferências ao redor do mundo e está na vanguarda do movimento global do parto positivo.

AGRADECIMENTOS

Da autora. Escrever um livro é muito parecido com um trabalho de parto – exceto pelo fato de que as noites sem dormir acontecem antes da chegada do bebê. É uma montanha-russa de excitação e ansiedade antes do momento surreal final de euforia e descrença quando tudo acaba. Sou eternamente grata ao meu marido Philip e aos meus dois filhos, Cooper e Jack, que me incentivaram a cada passo do caminho e me deram bastante apoio, especialmente no último "trimestre". Aos meus pais, que continuam tendo uma fé inabalável de que posso fazer qualquer coisa a que me propuser (e eles têm estado certos até agora), obrigada. Agradeço a Claire Wedderburn-Maxwell pela ajuda editorial e paciência enquanto trocávamos ideias de ambos os lados do Atlântico. Obrigada a Dawn Henderson e a todos na DK que acreditaram na importância deste livro para inspirar as gestantes a experimentar uma nova abordagem da gestação.

Finalmente, minha sincera gratidão a Mary Tighe, Joanne Bohigian, Julie Dubriollet, Ann Grauer e Cass McNamara por compartilharem generosamente suas ideias e *expertise* antes, durante e depois do nascimento do *Gestação consciente*.

Da Editora. A DK gostaria de agradecer a Jane Ellis pela revisão e a Hilary Bird pela indexação.